跟名师学临床系列丛书

邓铁涛

邓铁涛 著

邱仕君
邓中光 整理

中国医药科技出版社

内 容 提 要

本书为邓铁涛教授临证经验选萃，突出了邓教授在内科杂病方面的独到辨治经验，同时收载邓教授常用和创制之经验方 60 余首，可直接指导临床诊断与治疗。全书文字简练，理法方药俱全，可启迪后学。可供广大中医药临床工作者、科研人员及中医院校师生参考使用。

图书在版编目（CIP）数据

邓铁涛/邓铁涛著 . —2 版 . —北京：中国医药科技出版社，2010. 6（2025.3重印）（跟名师学临床系列丛书）

ISBN 978 - 7 - 5067 - 4657 - 1

Ⅰ . ①跟…　Ⅱ . ①邓…　Ⅲ . ①中医学临床—经验—中国—现代　Ⅳ. R249. 7

中国版本图书馆（CIP）数据核字（2010）第 070133 号

美术编辑　张　璐
版式设计　郭小平

出版　中国医药科技出版社
地址　北京海淀区文慧园北路甲 22 号
邮编　100082
电话　发行：010 - 62227427　邮购：010 - 62236938
网址　www. cmstp. com
规格　710×1020mm $\frac{1}{16}$
印张　15¼
字数　196 千字
初版　1997 年 12 月第 1 版
版次　2010 年 6 月第 2 版
印次　2025 年 3 月第 2 版第 3 次印刷
印刷　河北环京美印刷有限公司
经销　全国各地新华书店
书号　ISBN 978 - 7 - 5067 - 4657 - 1
定价　49. 00 元
本社图书如存在印装质量问题请与本社联系调换

再 版 前 言

中医药是我国的国粹之一，也是我国最具世界影响的文化标志，为人类的健康保健做出了卓越的贡献，其主要特点是讲究经验与传承。但随着岁月的流逝，名老中医的医学经验正面临失传的危险。1996年7月，人事部、卫生部、国家中医药管理局联合印发了《全国老中医专家学术经验继承工作管理办法》，决定"九五"期间在全国开展老中医药专家学术经验继承工作。随后，各地也纷纷出台了相应的老中医学术经验继承和保护计划。为配合此项工作，我社于1998年推出了《全国著名老中医临床经验丛书》。

本套丛书选取了邓铁涛、周仲瑛、焦树德、何任、张琪等国家第一批名老中医中的30余人，由其本人或亲传弟子收集整理他们在临床各科病证方面的独到辨治经验，尤其是立法、处方、用药经验；突出反映了这些著名老中医在中医药临床方面的精深造诣。丛书一经推出，便受到了广大读者的喜爱，并于2001年获得了第十届全国优秀科技图书奖三等奖。

此后十余年间，读者对本套丛书的关注有增无减，尤其近几年，中医药热如火如荼，读者的询问更是日益增多。有鉴于此，我们决定再版本套丛书。首批精选了13种反响最大的著作，在尽量保持原作风貌的基础上进行修订，并根据丛书特点，更名为《跟名师学临床系列丛书》。于此春暖花开之际推出，以飨读者。

中国医药科技出版社

2010年5月

目 录

诊余医话

医案一束

处方拾穗

杂病论治

高血压病的辨证论治

中医无高血压病之病名，根据本病的主要症状及其发展过程，属于中医学"眩晕"、"头痛"、"肝风"、"中风"等病证的范围。仅就文献的论述与临床实践，试论本病的病因病机与辨证论治如下。

一、病因病机

从高血压病的证候表现来看，其受病之脏主要属于肝的病变。肝脏的特性，《临证指南医案·肝风》曰："肝为风木之脏，因有相火内寄，体阴用阳。其性刚，主动主升，全赖肾水以涵之，血液以濡之，肺金清肃下降之令以平之，中宫敦阜之土气以培之。则刚劲之质，得柔和之体，遂其条达畅茂之性，何病之有？"足见肝脏之阴阳能相对地平衡则无病，而肝脏的阴阳得以平衡，又与其他各脏有密切的关系。

情志失节，心情失畅，恼怒与精神紧张，都足以伤肝，可出现肝阳过亢的高血压，肝阳过亢继续发展，可以化风、化火而出现中风证候（脑血管意外）。肝阳过亢不已，可以伤阴伤肾，又进而出现阴阳两虚的证候。

肝与肾的关系最为密切，前人用母（肾）与子（肝）形容两者的关系。先天不足或生活失节而致肾阴虚，肾阴不足不能涵木引致肝阳偏亢，出现阴虚阳亢之高血压。其发展亦可引起阴阳俱虚的高血压或中风等证。

忧思劳倦伤脾或劳心过度伤心，心脾受损，一方面可因痰浊上扰，土壅木郁，肝失条达而成高血压；一方面脾阴不足，血失濡养，肺失肃降，肝气横逆而成高血压。这一类高血压，往往兼见心脾之证。

二、辨证分型

1. 肝阳上亢

头痛，头晕，易怒，夜睡不宁，口苦或干，舌边尖红（或如常），苔白或黄，脉弦有力。

2. 肝肾阴虚

眩晕，精神不振，记忆力减退，耳鸣，失眠，心悸，腰膝无力或盗汗，舌质红嫩，苔少，脉弦细或细数。

3. 阴阳两虚

头晕，眼花，耳鸣，腰酸，腰痛，阳痿，遗精，夜尿，或自汗盗汗，舌淡嫩或嫩红，苔白厚或薄白，脉虚弦或紧，或沉细尺弱。

4. 气虚痰浊

眩晕，头脑欠清醒，胸闷，食少，怠倦乏力，或恶心，吐痰，舌胖嫩，舌边齿印，苔白厚油浊，脉弦滑，或虚大而滑。

三、辨证论治

本病与肝的关系至为密切，调肝为治疗高血压病的重要一环，但治肝不一定限于肝经之药。清代王旭高《西溪书屋夜话录》对于肝气、肝火、肝风的疗法共30法，用药颇广，值得参考。王氏治肝，以肝气、肝火、肝风辨证。王氏说："内风多从火出，气有余便是火，余故曰肝气、肝风、肝火三者同证异名，但为病不同，治法亦异耳。"所以王氏治肝之法虽多，而偏重于清滋。肝气、肝风、肝火之证，不等于只属于高血压，但其中一些治法，已为后世所采用。如："肝风初起，头目昏眩，用熄风和阳法，羚羊、丹皮、甘菊、钩藤、决明、白蒺藜，即凉肝是也。……如熄风和阳不效，当以熄风潜阳，如牡蛎、生地、女贞子、玄参、白芍、菊花、阿胶，即滋肝法是也。……如水亏而肝火盛，清之不应，当益肾水，乃虚则补母之法，如六味丸、大补阴丸之类。亦乙癸同源之义也。"

清代医家叶天士早已对肝风一类病有较丰富的经验。如华岫云为叶天士医案立"肝风"一证，总结叶氏治肝风之法，华云："先生治法，所谓缓肝之急以熄风，滋肾之液以驱热。……是介以潜之，酸以收之，厚味以填之，或用清上实下之法。若由思虑劳身心过动，风阳内扰则用酸枣仁汤之类；若由动怒郁勃，痰火交炽则用二陈龙荟之属。风木过动必犯中宫，则呕吐不食，法用泄肝安胃，或填补阳明。其他如辛甘化风、甘酸化阴、清金平木，种种治法未能备叙。"这些论述，对于高血压的治疗都值得重视和参考。

总之，治疗高血压，治肝是重要的一环，但疾病变化多端，不能执一，应辨证论治。根据上述辨证，笔者常用之治法如下。

1. 肝阳上亢，宜平肝潜阳

用石决牡蛎汤（自订方）：石决明（先煎）30g，生牡蛎（先煎）30g，白芍15g，牛膝15g，钩藤15g，莲子心6g，莲须10g。

此方用介类之石决明、牡蛎以平肝潜阳为主药，钩藤、白芍平肝熄风为辅药，莲子心清心平肝，莲须益肾固精为佐，牛膝下行为使药。如苔黄、脉数有力加黄芩；若兼阳明实热便秘者，可加大黄之类泻其实热；苔厚腻去莲须加茯苓、泽泻；头痛甚属热者加菊花或龙胆草；头晕甚加明天麻；失眠加夜交藤或酸枣仁。

2. 肝肾阴虚，宜滋肾养肝

用莲椹汤（自订方）：莲须12g，桑椹子12g，女贞子12g，旱莲草12g，山药15g，龟板（先煎）30g，牛膝15g。此方以莲须、桑椹、女贞、旱莲草滋养肝肾为主药；山药、龟板、生牡蛎为辅药；牛膝为使药。气虚加太子参；舌光无苔加麦冬、生地；失眠心悸加酸枣仁、柏子仁。

3. 阴阳两虚，宜补肝肾潜阳

方用肝肾双补汤（自订方）：桑寄生30g，首乌24g，川芎9g，淫羊藿9g，玉米须30g，杜仲9g，磁石（先煎）30g，生龙骨（先煎）30g。若兼气虚加黄芪30g，若以肾阳虚为主者，用附桂十味汤（肉桂3g，熟附10g，黄精20g，桑椹10g，丹皮9g，茯苓10g，泽泻10g，莲须12g，玉米须30g，牛膝9g）。若肾阳虚甚兼浮肿者，用真武汤加黄芪30g、杜仲12g。

4. 气虚痰浊，宜健脾益气

用赭决九味汤（自订方）：黄芪30g，党参15g，陈皮6g，法半夏12g，茯苓15g，代赭石（先煎）30g，草决明24g，白术9g，甘草2g。

重用黄芪合六君子汤补气以除痰浊，配以赭石、决明子以降逆平肝。若兼肝肾阴虚者加首乌、桑椹、女贞之属，若兼肾阳虚者加肉桂心、仙茅、淫羊藿之属，若兼血瘀者加川芎、丹参之属。

以上对辨证论治的一些体会，很不成熟。若从预防与比较系统彻底的治疗来说，应针对病因病机采取综合措施。

（1）调节情志　本病与精神因素、工作紧张关系较大，对患者的精神环境与工作安排十分重要。当然患者的内因是决定的因素，因此做好患者的思想工作与注意劳逸结合，是一个重要的措施。饮食与生活上的调节都很重要。

（2）体育疗法　如气功、太极拳，已证明是行之有效的方法。不论预防与治疗，都有可靠的作用。

（3）中西并用　中西结合治疗也是需要的，西药疗效快，中药疗效慢但比较巩固。可以因势结合使用。如见高血压危象，先用西药或针灸（针刺太冲穴用泻法可治高血压危象）控制，然后中西并用。对顽固之高血压亦宜中西并用，至一定时期然后才纯用中药。

冠心病的辨证论治

中医学无"冠心病"病名，但在古代医籍中却有很多类似此病证的记载。汉以前，《素问·藏气法时论》："心痛者，胸中痛，胁支满，胁下痛，背肩胛间痛，两臂内痛。"《灵枢·厥病》："真心痛，手足青至节，心痛甚，旦发夕死，夕发旦死。"《素问·痹论》："心痹者，脉不通。"这些描述与冠心病的症状无大出入，另外从汉以前的文献中可以看出，心痛与胃病早有所鉴别。后因两者治疗有互通之处，不免混同起来。到了明代，又强调在辨证上划清范围，这是历史发展的过程。

汉以后，《金匮要略·胸痹心痛短气病脉证并治》："夫脉当取太过不及，阳微阴弦，即胸痹而痛，所以然者，责其极虚也。今阳虚知在上焦，所以胸痹心痛者，以其阴弦故也"，"胸痹之病，喘息咳唾，胸背痛，短气，寸口脉沉而迟，关上小紧数，瓜蒌薤白白酒汤主之"，"胸痹不得卧"。以上叙述与冠心病十分相似。并指出系因阳虚或痰涎水饮为病，治则以除痰通阳为主。仲景此说一直为后世所沿用。目前临床证明，瓜蒌薤白白酒汤、桂枝枳实生姜汤等8方，均可用于冠心病的治疗。可见《金匮要略》对冠心病的认识已比汉以前跨进一步。

心律失常为冠心病的常见症，古代则多列于心悸、怔忡、惊悸等证的范围。心悸的论治，最早见于仲景《伤寒论》。如《伤寒论·太阳病脉证并治》云："伤寒，脉结代，心动悸，炙甘草汤主之。"炙甘草汤是治疗心悸的祖方，其药物组成，后人概括为七分阳药，三分阴药，重点则放在心阳方面。清代叶天士、吴鞠通等把炙甘草汤中的参桂姜枣删去，加入白芍，或用生鳖甲汤煎药，一变而成纯养阴的方剂，补充了前人的不足。《金匮要略》有半夏麻黄丸治心下悸。心下悸是否即心悸，各注家有争论，因心下是胃的位置。但《金匮要略·痰饮咳嗽病脉证并治》有"卒呕吐，心下痞，膈间有水。眩悸者，小半夏加茯苓汤主之"的记载，所言应属心悸，故后世总结《伤寒论》、《金匮要略》治心悸辨证有二：一曰虚，二曰饮。唐宋学者多从之。

宋《三因方》将惊悸从以下几个方面论治：①受惊在心胆经；②因事不从心致气郁涎聚，在心肺经；③因冒暑湿，塞闭诸经；并强调五饮停蓄使人惊悸。

明《证治准绳》认为悸证病因病机包括以下几个方面：①心气虚；②心血虚；③阴精不足；④相火妄动；⑤郁火；⑥水气凌心；⑦痰。论治包括养阴、清热、除痰、降火、安神等。至此，治疗已大为发展。《景岳全书》对怔忡惊悸，辨证虽有心肝肾之分，但强调阳统乎阴，心统乎肾。虽指出宜辨寒热痰火，但强调益气养阴，滋培根本。张景岳对任何病证都主张补肾，对心悸怔忡自不例外。

清代大致继承了前人的学术思想，但处方用药思路更为广阔，比较突出的是王清任。他指出治胸痛用木金散，若无效则需用血府逐瘀汤。王氏治疗胸痛倡用活血祛瘀的治则，颇具有独创精神。

当然，前人所说的心悸、心痛、胸痹等，其内容并不一定全属冠心病。胸痹这一病名唐宋还有所发展，与仲景所论不全相同。可见中医的一种证，可包括西医多种病；西医一种病，也可包括中医多种证，要搞中西医结合，首先应掌握前人的理论与经验，加以总结提高，弄清哪些理法方药对何种病证有疗效。故没有继承，就谈不上发扬。

辨证首先要辨明病位。本病《内经》称"真心痛"，其病位在心已为千古之定论，其次要详审病机。笔者认为本病是标实本虚之证。虚与实往往同时并存，但期间有先后主次缓急之分，因而患者即有不同的症状表现。本虚虽指全身之虚，但心虚是其突出的矛盾。心虚必累及阴阳气血，因气属阳，血属阴，故可概括为阴阳。气血是阴阳派生的，因此轻则反映为气虚血虚。重则为阴虚阳虚。心虚的特点，心主火，意味着人体能源之所主。心搏一停，其他系统也就随之停止。《内经》所谓阳中之阳心也，故全身阳气中最重要的是心阳。当然，还有个命门亦十分重要，但从五脏角度言，心应当占重要的位置。实，主要是痰和血瘀。虚与实孰先孰后？应该说是先有虚。由于心阳心阴俱虚，才引起气血失畅，气虚生痰，血滞成瘀。且冠心病的发病率以老年人为最高，老年之病多虚。至于血瘀如何形成？瘀由于血流不畅。气与血，阴阳互根，所谓"气为血帅，血为气母"，故血瘀乃由于气滞。血随气行，气行则血行，故气是主动的，血是被动的。当然，血瘀也可导致气滞；痰湿等引起血瘀，亦可反作用于气。但冠心病一般是由气滞引起血瘀的为多。个人认为气虚也可引起血瘀，因气虚则无力推动血液流行。现代血流动力学认为，血液的推动力对流速、流量的影响是一个重要因素，这与中医所说的气的作用很相似。联系到胆固醇在血管壁内膜下的沉积，似可相当于痰的病证，心脏血管的痉挛，可能与气滞有关。这些问题有待于我们进一步去研究。血管内的粥样硬化斑块进一步发展，便会影响血液的流通，产生中医的所谓"瘀"。从全国各地对心肌梗死的治疗分析，大部分的方剂是以祛瘀为主的。通常所见之心肌梗死，亦以瘀证为多。说明冠心病的早、中期以痰证为常见，而中、后期则以瘀证为多。从广东的病例来看，心气虚（阳虚）兼痰浊者为多见。特别是早、中期患者，其后则兼痰瘀者为多。而心肌梗死患者则以瘀闭为主，亦有痰瘀相兼者。

冠心病的病因可归纳为劳逸不当，恣食膏粱厚味，或七情内伤。但这些因素，并非可使人人罹患此病，而是决定于正气之盛衰，"正气存内，邪不可干"，正气虚则上述因素才起作用。正气内虚包括五脏之虚，但本病是因心阳亏虚，心阴受损，以致"心痹者，脉不通"，痰瘀痹阻心络而成"冠心病"。心与五脏关系非常密切。如高血压心脏病，往往先有肝阳亢盛，再影响到心，而肝的病又多先由肾阴虚衰，水不涵木所致。此外，与命门亦有关系。症见休克，阳气衰竭，脉微欲绝，这不仅是心阳衰，命门之火亦衰。心阳虚可用独参汤，甚则用参附汤，命门火衰则以四逆加人参为宜，心与肺的关系，肺为相傅之官，主治节，为心主血脉之助。脾为生痰之源，所以冠心病痰阻之证与脾的关系最为密切。

一、辨证分型

1. 心阳虚（兼痰或瘀）

胸闷，心痛，心悸，气短，面色苍白或黯滞少华，畏寒，肢冷，睡眠不宁，自汗，小便清长，大便稀薄，舌质胖嫩，苔白润，脉虚或缓滑或结代，甚则四肢厥冷，脉微细或脉微欲绝。

2. 心阴虚（兼痰或瘀）

心悸，心痛憋气或夜间较显著，口干，耳鸣，眩晕，夜睡不宁，盗汗，夜尿多，腰酸腿软，舌质嫩红，苔薄白或无苔，脉细数而促，或细涩而结。

3. 阴阳两虚（兼痰或瘀）

既有心阴虚证，又有心阳虚证，同时兼痰或瘀。

痰瘀舌脉辨证：舌苔厚浊或腻，脉弦滑或兼结代者，为痰阻；舌有瘀斑或全舌紫红而润少苔，脉涩或促、结、代者，为瘀闭；若两者合并则为痰瘀闭阻。此证可并见于上述三型，不论因痰因瘀，心绞痛都较明显严重，或痛有定处，一般瘀的疼痛比痰的疼痛为甚。

至于心肌梗死，则以标证为主要矛盾，即痰瘀闭阻阳虚型、痰瘀闭阻阴虚型、痰瘀闭阻阴阳两虚型，一般以治标为主，以攻瘀为重点，随证变通论治。

二、辨证论治

对于本病的治疗，汉代《金匮要略》论胸痹继承《内经》"背为阳，阳中之阳心也"之论点，认为阳气虚于上，痰湿等阴邪乘虚干扰而成病，治疗强调温阳除痰（湿）以恢复胸中阳气。其治胸痹诸方从瓜蒌薤白白酒汤到薏苡附子散，都是针对阳虚的，笔者根据这一论点，选用温胆汤加党参进行治疗。从临证实践来看，只知阳虚不知有阴虚是不全面的，但我认为，心有阴阳两方面，而心阳则是这对矛盾的主要方面，即使是心阴虚，亦往往宜加补气之药，故本病心阴虚型我常用生脉散加味即根据这个道理。正如肾有阴阳，而肾以阴为主，补肾阳，往往在补肾阴的基础上是同一道理。

至于治标与治本的问题，急则治标，缓则治本，先攻后补，先补后攻，攻补兼施，攻多补少，攻少补多，宜根据具体情况，具体分析，具体处理，切忌一攻到底或只识补虚而忽视疏导痰瘀。

常用方药如下：

1. **心阳虚**

一般用温胆汤加党参（竹茹 10g、枳壳 5g、橘红 5g、法半夏 10g、茯苓 15g、党参 15g、甘草 5g）。此方对于期前收缩而舌苔白厚、脉结者，有较好的效果。若心阳虚而兼瘀者，用四君子汤加失笑散 2～5g 顿服。若阳虚而心动过缓者，用补中益气汤或黄芪桂枝五物汤加减。若阳气虚，四肢厥冷，脉微细或脉微欲绝者，选用独参汤、参附汤或四逆加人参汤（参用吉林参、高丽参与西洋参），选加除痰和祛瘀药。

2. **心阴虚**

一般用生脉散（太子参 18g、麦冬 9g、五味子 9g）为主方。心动过速者，加玉竹、柏子仁、丹参，期前收缩脉促者，加珍珠层粉 2g 冲服。心阴虚兼痰者，加瓜蒌、薤白；兼瘀者，酌加桃仁、红花或三七末 2g 冲服。

3. 阴阳两虚

用温胆汤合生脉散或四君子汤合生脉散，或用炙甘草汤（炙甘草 10g、党参 15g、生地 15g、阿胶 6g、桂枝 10g、麦冬 9g、火麻仁 10g、大枣 4 枚、生姜 3 片）加减。凡舌苔厚浊或腻者，不宜用炙甘草汤。

4. 兼痰兼瘀

痰证为主的可于温胆汤中酌加胆星、远志或瓜蒌、薤白之类，并按心阳虚、心阴虚加减用药，阴虚者可去法半夏加天花粉。瘀证为主，可用蒲黄、五灵脂、川芎、丹参、三七之属为主，并加入补益心阴心阳之药。

5. 血压或血脂高

兼血压高者，于方中选加草决明、代赭石、钩藤、牛膝之属；若气虚甚之高血压宜重用黄芪 30g。血脂高者，于方中选加草决明、山楂、首乌、布渣叶之属；若舌苔厚浊者宜加用一些除痰湿之药。但无论血压高或血脂高，治疗之关键仍在于辨证论治。

6. 急性心肌梗死

①急性心肌梗死多数病例都有较剧之心绞痛，故通脉止痛是抢救的首要步骤。一般可用冠心苏合丸 1 ~ 2 枚即嚼服；若阴虚或有内热者不宜用苏合丸，可用人工牛黄、冰片各 0.4g，麝香 0.2g，同研末含服。

②参芎汤　党参 24g，麦冬 15g，五味子 10g，丹参 18g，川芎 18g，红花 10g，陈皮 2g，水煎服。若舌苔厚浊或为兼痰盛者，应加祛痰之药，如瓜蒌、薤白、法半夏等。若神志模糊者，是痰迷心窍，宜加石菖蒲 12g、远志 6g，或安宫牛黄丸、至宝丹之类。若心源性休克，需加用吉林参或高丽参 10 ~ 18g，另炖服，并根据阴虚、阳虚加减用药。偏阴

虚者，可用西洋参10~18g，另炖服。

冠心病用药物治疗只是一个方面，在药治同时或药治后，应注意饮食起居以及精神生活方面的卫生，所谓起居有时，饮食有节，身心愉快等。此外坚持体育锻炼更是十分重要，体育锻炼宜采用柔和的运动（如太极拳、八段锦之类），不宜刚劲的运动。年过60岁的患者，宜散步不宜跑步，慢跑亦非所宜。

对于冠心病的标证，在强调痰阻的同时，亦不能忽视瘀闭。针对心绞痛有突然发作、疼痛剧烈难以忍受的特点，急则治其标，本人根据祖传治疗痛证的验方，创制出五灵止痛散（已由广州中药二厂正式投产面世），用于治疗心绞痛发作获得较满意的效果。近年来又在五灵止痛散的基础上，结合冠心病心绞痛的病机特点及中医脏腑经络学说，加减研制成冠心止痛膏，外贴心俞、膻中、虚里等穴，使其药效通过脏腑和经络的联系直达病所。汤散、膏剂内服外用合而治之，标本兼顾，急则治标，缓则治本。

治疗脑血管意外经验

脑血管意外属中医中风病的范围，中医的"中风"包括现代医学多种疾病。历代医家对中风病论述甚广，文献资料亦很丰富。在病名上有中风、风痱、风懿、风气、卒中、类中风、真中风、非风、偏瘫、痿证等。通过这些病名，可以概见其理论论述广泛。究其主要焦点，在于病因病机问题，也就是本病辨证论治的关键所在。

关于本病的病因病机，本人认为，《内经》论中风，既有外风又有

杂病论治

内风，如《灵枢·九宫八风篇》云："其有三虚而偏中于邪风，则为击仆、偏枯矣。"《素问·风论》云："风中五脏六腑之俞，亦为脏腑之风，各入其门户所中，则为偏风。"汉代张仲景则主张正气虚而感外邪，"寒虚相搏……正气引邪，喝僻不遂"（《金匮要略》），这是"内虚邪中"论。这种病因说为晋、隋、唐、宋医家所接受，但宋、唐以前方书治法多从外风着眼，故大小续命汤几为法定方剂。至金、元则多否定外风之说，而改从内因立论，认为是内生之风、痰、气而致病，尤以七情刺激为重要因素，如刘河间谓："所以中风瘫痪者，非因肝木之风实甚而卒中也，亦非外中于风。……多谓喜怒思悲恐之五志有所过极而卒中者。"朱丹溪则谓："西北气寒，为风所中，诚有之矣，东南气温，而地多湿，有风病者，非风也，皆湿土生痰，痰生热，热生风也。"李东垣认为："中风乃本气病，非外来之风邪。凡人年逾四旬，气衰之际，或因忧喜忿怒伤其气者，多有此疾，若肥盛则间有之，亦是形盛气衰而如此。"这种理论明代更有所发展，王履立类中风之名以别于外因之中风，张景岳更认为中风与外风毫无关系，为避免后人误会改为"非风"。清代医家，在上述的基础上，对本病发病机制又有所补充，如华岫云在《临证指南·中风》案后说"今叶氏（天士）发明内风，乃身中阳气之变动，肝为风脏，因精血衰耗，水不涵木，木少滋荣，故肝阳偏亢，内风时起"；并在眩晕案后说"此证之源本之肝风，当与肝风、中风、头风门合而参之"。把眩晕、头风、肝风、中风合论，认为病因同而主症不同，今天从脑血管病变角度来看，叶氏、华氏实有卓见。王清任论半身不遂独排众议，认为是元气亏虚所致，治方则重用黄芪大补元气，配以祛瘀之药，推其所论，实与气虚血瘀有关。根据上面的分析，结合自己多年的临证体会，提出本病的病因病机，应以内因为主，内虚为本，加以七情、饮食、劳倦等因素，以致肝风、肝火内动，或湿痰、瘀血内阻，或虚阳浮越而发病。但外风外寒亦往往为本病之诱发原因。

本病的辨证分型，分为：①中脏：阳闭证，阴闭证，脱证；②中腑：肝阳亢盛，气虚血瘀，阴亏血虚；③中经络：风痰阻络，阴亏阳亢等证型。治疗上则根据上述分型，吸取清·尤在泾《金匮翼》卒中八法及张山雷《中风斠诠》治中风八法的精华部分，结合个人的经验，拟定了下述辨证论治方案。

一、中脏

以突然昏倒，不省人事，或发热或不发热为主要表现。

1. 阳闭证

昏仆，不省人事，牙关紧闭，两手握固，面赤气粗，或痰声如锯，或身热躁动，舌红，苔黄或腻，脉弦滑而数。

治疗方药：至宝丹〔注〕及清肝降火，滋阴潜阳之剂；针治：十二井（针出血），太冲、人中、丰隆（均用泻法）。

2. 阴闭证

昏仆，不省人事，牙关紧闭，两手握固，面白唇紫，痰涎壅盛，四肢不温，苔白滑腻，脉沉滑。

治疗方药：苏合香丸〔注〕及熄风豁痰之剂；针刺太冲、人中、丰隆（均用泻法）。

3. 脱证

昏仆，不省人事，目合口开，鼻鼾、息微，肢冷或手撒遗尿，大汗出，或汗出如油，或面色如妆，脉细弱或浮大无根，或沉细欲绝。

治疗方药：急救回阳，用参附汤，若属肾阴亏而虚阳浮越，而见足冷面赤的，则用地黄饮子；艾灸关元、神阙（隔盐灸，不拘壮数）以上汤药均灌服或鼻饲。

二、中腑

以神清，或神情默默，善悲而哭，半身不遂或但臂（腿）不遂，失语或语言不利，口眼歪斜，或大小便失禁，关格等为主要表现。本型多经中脏转轻而出腑，或中络转重而入腑。

1. 肝阳亢盛

除上述中腑主要表现外，必舌质红绛或艳红，舌体颤，苔黄或腻腐，脉必弦而有力或兼数。

治疗方药：宜平肝熄风，用羚羊角骨汤（自拟）。羚羊角骨 25g，钩藤 15g，白芍 12g，地龙 12g，石决明 30g，天竺黄 10g，杜仲 12g，牛膝 15g。兼热盛者，可加黄芩、莲子心、石膏；兼痰可加胆星、全蝎、僵蚕；兼失语者加全蝎、菖蒲或合至宝丹。

2. 气虚血瘀

除上述中腑主要表现外，舌必胖嫩，有齿印或黯淡，有紫斑瘀点，脉多浮大或大而无力。

治疗方药：治以补气祛瘀通络，用补阳还五汤，或黄芪桂枝五物汤。若兼失语则加全蝎、菖蒲、远志，或合猴枣散（成药）。若以血瘀为主，气虚不甚者，可用王清任通窍活血汤加减。

3. 阴亏血虚

除上述中腑主要表现外，舌必嫩红，舌瘦或舌痿，少苔或无苔，脉多沉细而涩。

治疗方药：宜养血滋阴，用地黄饮子。若兼失语者，加天竺黄、菖蒲、生葱。

针刺治疗：以调和经脉，疏通气血为原则。偏瘫者，上肢取肩髃、曲池、外关，下肢取环跳、足三里、阳陵泉、绝骨、三阴交；失语者，取通里、涌泉、廉泉、哑门。

三、中经络

以口眼歪斜，语言不利，肌肤不仁，手足麻木为主要表现。

1. 风痰阻络

口眼歪斜，语言不利，肌肤不仁，手足麻木，或见恶寒发热，肢体拘急，舌苔白或兼滑腻，脉浮滑或弦数。

治疗方药：宜养血祛风通络，用秦艽牵正汤（自拟）。秦艽 18g，川芎 10g，当归 10g，白芍 15g，生地 20g，茯苓 15g，白附子 10g，僵蚕 10g，全蝎 10g，羌活 10g，防风 6g，白术 12g。兼热者加石膏、黄芩；痰多者，去生地加胆星；血虚者，加熟地、鸡血藤。

针灸治疗：针地仓、颊车、攒竹、合谷（均取患侧）、太冲，久病者当用灸法，或在上述部分做维生素 B_1 加 B_2 注射。

2. 阴亏阳亢

口眼歪斜，舌强语謇，舌质红，苔少，脉弦滑数。

治疗方药：宜滋阴平肝潜阳，用钩藤饮加减（自拟）。钩藤 12g，牡蛎 30g，牛膝 15g，天竺黄 12g，全蝎 10g，石决明 30g，天麻 10g，首乌 20g，杜仲 12g。

针刺治疗：地仓、颊车、合谷（均取患侧）、太冲。

注：至宝丹、苏合香丸，由于有麝香、安息香、苏合香等芳香开窍之品，故研碎化水，滴入昏迷患者舌上，患者即能吸收而起治疗作用，某些浅昏迷患者在滴入的过程中可逐渐出现吞咽动作，随即便可顺利灌服。

治疗风湿性心脏病的经验

慢性风湿性心脏病是临床常见的心脏病之一。一般人认为，此病心瓣膜已损害、变形，心脏不同程度扩大，中医治疗奏效不易，因而文献报道也很少。本人治疗此病积累了一定的经验，现简要总结于下。

一、辨治风湿性心脏病，信心应充足

慢性风湿性心脏病是在人体正气内虚的情况下，风寒湿三气杂至侵犯，引起痹证，痹证迁延不愈，或复感外邪，内舍于血脉、心脏，反复日久，导致心脏瓣膜损害而成。正如《济生方·痹》说："皆因体虚，腠理空疏，因风寒湿气而成痹也。"《素问·痹论》说："脉痹不已，复感于邪，内舍于心。"于是便产生"脉不通，烦则心下鼓，暴上气而喘"等一系列临床见症。中医治疗慢性风湿性心脏病，首先应发挥其扶正补虚、调整全身的优势，益气阴，壮元阳，实表固卫，有效地提高机体抗御病邪的能力，使正气存内，邪不可干，从而避免反复感受风寒湿热之邪。对已感邪者，也可通过祛邪扶正，避免邪毒继续内舍于心，从而制止心脏瓣膜病变的恶化。

对于已发生病变的心瓣膜（狭窄或关闭不全），中药与西药一样，虽不能使其在解剖结构上恢复到正常，但是中医通过严密的辨证论治，补不足，损有余，调节机体在有瓣膜损害的情况下，达到阴阳的尽可能平衡。从现代医学观点来看，实际上是能够改善风湿性心脏病患者的血流动力学障碍，如通过扩张血管，减低血液黏稠度，改善心肌血液供应和代谢等，增加心脏作功能力和心肌储备力，从而提高心脏和全身的健康水平，达到减轻患者痛苦，减少并发症，延长寿命的目的。

对于慢性风湿性心脏病心衰，尤其是应用西药（洋地黄、利尿剂、扩张血管药等）不能控制的所谓难治性心衰，严格地按照中医理论辨治，大剂益气温阳利水，或佐以祛瘀，或佐以养阴，或佐以通痹，往往能收到良好的效果。

二、虚损、水饮、瘀、标本宜分清

慢性风湿性心脏病，属重病顽症，必须辨证精确，治法恰当，遣方用药合理灵活，方能收效。病机乃理、法、方、药中的理，是四个环节中的首环，它指导立法、遣方和用药。对于慢性风湿性心脏病的病机应从标本虚实分析。《素问·标本病传论》说："阴阳逆从，标本为道。""知标本者，万举万当，不知标本，是谓妄行。"

慢性风湿性心脏病常有心悸怔忡，气短乏力，咳逆倚息，咯血颧红，胸闷胸痛，小便不利，大便溏薄，肢肿身重，胁下积块，唇舌紫暗等。本人认为，虽症状复杂，变化较大，又往往涉及到多个脏腑，但病机可以概括为本虚标实，以心之阳气（或兼心阴）亏虚为本，血瘀水停为标；以心病为本，他脏（肾脾肺肝）之病为标。

就心气、心阳而论，心居胸中，为阳中之阳。心主血脉，靠心气的推动，血液方得如环无端地周流全身。慢性风湿性心脏病心瓣膜损害，不能把所有回心血液搏出，久之心脏增大，全身循环血液减少，表现为心阳气亏虚，产生气短、神疲、怔忡、自汗、面白、形寒、肢冷等症状。有的人兼见口干心烦，舌嫩红少苔，乃因阴阳互根，气（阳）损及阴，致气阴亏损。

就血瘀而论，心气亏虚不能推动血液运行，停积而为瘀；痹证久病入络亦为瘀。瘀积心中，引起心脏增大、心痛、怔忡；瘀积肺中，引起咯吐痰血、喘咳不宁；瘀积肝脏，引起肝大、疼痛；瘀积血脉中，引起唇舌紫暗、面晦肢痛等。

就水饮停积而论，心在五行属火，脾在五行属土，心气虚，火不生土，脾必亏损，致运化失职；心脾虚损，"穷必及肾"，致肾气渐衰，肾阳不足，温煦气化无权；加之肺气衰弱，血瘀阻肺，不能通调水道，于是水湿不能运化排泄，浸渍于脏腑经脉，泛滥为肿。晚期水气上冲，凌心射肺，易成脱证危候。

气虚、阳虚愈重，导致血瘀、水停愈甚；反之，血瘀、水停加重，更加耗散阳气，从而形成恶性循环，使病情不断加深。

总之，治疗慢性风湿性心脏病，一定要审证严密，详分标本虚实，方能在治疗上胸有成竹，做到"伏其所主而先其所因"（《素问·至真要大论》），"无盛盛无虚虚而遗人夭殃，无致邪无失正绝人长命"（《素问·五常政大论》）。

三、补虚兼泻实，治疗重阳气

治疗慢性风湿性心脏病，本人主张标本同治，而以补虚治本为主。《素问·阴阳应象大论》说："治病必求于本。"又说："不能治其虚，安问其余？"

治本首先要补气温阳。水饮之停蓄、泛滥，瘀血之郁滞、留着，皆因阳气不足之故。《素问·生气通天论》说："阳气者，若天与日，失其所则折寿而不彰，故天运当以日光明。"人体的生命活动全赖乎阳气的充足。《素问·脏气法时论》又说："心病者，日中慧，夜半甚，平旦静。"日中阳气最盛，故心脏患者神清，一般情况较好；夜半阳气衰虚，故病情严重；临床上心脏患者也多数死于夜晚。显然是阳气起决定性作用。

慢性风湿性心脏病，必有心气虚证，临床表现为心悸怔忡，气短乏力，动则尤甚，面色神疲，或纳呆便溏，舌淡苔白，脉细弱或结代，用四君子汤加黄芪或五爪龙，有时配入少量桂枝、当归或枣仁。黄芪可加强其益气、固表作用，且可强心利小便；少佐桂枝，取其补少火以生气，且与炙甘草合为《伤寒论》中治心阳虚、"其人叉手自冒心"的桂枝甘草汤方；配少量当归、枣仁，乃因血为气母，气血相配，养心以安神。若出现肢冷畏寒，面黯汗泄，脉微细或迟虚、散涩等阳气衰虚症候，常以原方再加桂枝、熟附子，或径用四逆汤加人参（用高丽参或吉林参），急急益气温阳强心，以防阳气虚脱。若卫阳不固，汗出如注，虽投参附、四逆而汗出仍不止者，应重用黄芪以补气温阳固表，并助参附之力；并用煅龙骨、煅牡蛎，重镇潜阳以敛汗。

若见心悸怔忡，头目晕眩，颧红烦热，夜卧不安，或见咳痰咯血，此多为阳损及阴，成气阴两虚或阴阳两虚之证。常以生脉散加味，如加入沙参、玉竹、生地、女贞子、旱莲草、仙鹤草之属，可用西洋参或红参参须。俟阴热一清，当酌加益气扶阳之品。

一些中药新制剂，如高丽参针、生脉针、参附针等，用之效果亦好，而且有起效更快的优点（改革剂型是中医的一大进展）。但须严格遵照中医理论选择使用，若单凭西医"强心"概念孟浪乱投，鲜有不出谬误。

对于治疗风湿性心脏病标实证，如血瘀与水肿，必须要在扶正固本的基础上进行，仅能在上述补虚方药上加味，以免虚其所虚。心痛怔忡，面色晦黯，唇甲紫绀，或咯血，或肝脏肿大，舌青紫，脉结代或散涩，均为瘀阻心脉或肺、肝之象，用《类证治裁》之桃红饮（桃仁、红花、当归、川芎、威灵仙），其中当归用当归尾，令其散血，可酌加丹参，两者相合，活血中有养血生血作用；威灵仙可走四肢，通经脉。也常加失笑散。益气用参，祛瘀用五灵脂，是否有碍？我认为，传统认为"人参最畏五灵脂"的说法与临床实际和一些实验室研究结果不相符，当存疑待考。在临床上可以肯定的是党参、太子参不畏五灵脂。

慢性风湿性心脏病心衰，全身水肿而以双下肢为甚。若一般症状不重，可在益气扶正的基础上加用五苓散、五皮饮之类，以利水消肿。若病情重，出现气急喘促，怔忡烦躁，此乃心肾阳气大虚，水气射肺凌心，恐有阴阳将脱之虞，当急急以独参汤（用高丽参）合真武汤浓煎频服，温阳益气，利水解危。紧急时可先用高丽参针静脉注射，再服煎剂。如此，常能拯救患者于垂危。

在补气温阳中，可稍佐行气药，如枳壳、橘皮之类，使补而不滞。对利水与消瘀，应中病则止，切勿过急过猛，或饮以重剂。利水过快易伤阴，祛瘀过剧多耗血破血，徒加重患者临床症状。

慢性风湿性心脏病数次感受风寒湿热之邪，出现发热、关节红肿热痛、屈伸不利，此为风湿痹证复发，必将数次出现急性心脏炎而加重原有心脏病变。急性风湿性心脏炎以心阴虚和风湿多见，而心气虚与血瘀也不可忽视。因此，可以生脉散益气养阴以固本，酌加威灵仙、桑寄生、豨莶草、木瓜、防己、鸡血藤、络石藤等以祛风湿，并选加桃仁、红花、丹参、失笑散之类以活血祛瘀止痛。

慢性风湿性心脏病患者应注意生活调理。适当锻炼身体，但不能过劳，"劳则气耗"。坚持练气功、打太极拳等运动，不但能促进气血周流，增强抗病能力，而且能锻炼心脏，有效地提高心脏储备力，起到"治本"的作用。其次要注意后天之本脾胃的运化，"有胃则生，无胃则死"，饮食宜清淡，易消化，富于营养，勿食滞胃肠而增加心脏作功；食物不宜过咸，以免凝涩血脉，加重心脏负担。还应注意防寒避湿，防止外感，避免风寒湿邪再次侵入为害。如此，方能带病延年。

充血性心力衰竭的辨证论治

充血性心力衰竭（简称心衰）是临床上极为常见的危重症，是多数器质性心脏病几乎不可避免的结局。其发病率在普通人群中约为1‰，随着年龄的增加，发病率相应升高，在65岁以上人群中约达8‰。而且心衰死亡率高，在确诊后5年死亡率达45%～60%，严重心衰（休息时亦有心衰症状）的1年死亡率达50%以上，因此，心衰的防治一直是备受重视的研究课题。

近年来，现代医学对心衰的研究虽有长足的进步，但在治疗方面仍无一种堪称理想的方法，作为一线药物的利尿剂、强心苷、血管扩张剂都具有较大的毒副作用，且远期疗效尚不肯定。中医中药防治心衰的研究也已做了大量工作。由于中医注重整体功能的调理，纠正心衰所存在的阴阳失调，从根本上纠正心衰的病理生理基础，加之中药副作用少，适于长期使用，因而在心衰的治疗方面具有良好的前景。

心衰一般属于中医学"怔忡"、"心痹"、"心水"、"喘证"、"水肿"、"气衰阳脱"等病证的范畴，根据本人的临床体会，对心衰的辨证论治，应该首先辨明病位，详审病机，同时宜与西医的辨病结合起来，从而找出新的规律，以提高辨证论治的水平。

一、五脏相关，以心为本，他脏为标

辨证首先要辨明病位，不明病位则不知病之所处，治疗不能有的放矢，自然难望收效。心衰病位在心，但不局限于心。五脏是一个相互关联的整体。在心衰的发生发展过程中，肺脾肾肝都与心互相制约，互相影响。将心孤立起来看待就不可能正确地认识心衰的病因病机。如久患肺病，失于肃降治节之功，通调水道不利，水津不布，痰水内结，则可遏伤心阳，阻塞心气；久患肾病，肾精亏乏，命门火衰，精亏不能生血以上奉于心，火衰则气化不利而水饮内停，以致心体失养，水气凌心；"脾病不能为胃行其津液，气日已衰，脉道不利"。这些都可能是诱发心衰或使心衰加重的因素。反过来，心衰又可以引起多脏腑的功能衰竭。如心衰时，血脉瘀阻，肺气怫郁而喘咳；母病及子，中阳不运而脘痞纳呆；水火不济，心肾两虚而水饮停积等。

辨证必须分清标本主次。正如《素问》所言："知标本者，万举万当，不知标本，是谓妄行。"就脏腑病位而言，也有标本之别。心衰虽关联五脏，但以心病为本，他脏为标，治疗应重点调理心脏的气血阴阳。

二、本虚标实，以心阳亏虚为本，瘀血水停为标

病位确定，则应详审病机。心衰虽然病情复杂，表现不一，但病机可以概括为本虚标实，以心之阳气（或兼心阴）亏虚为本，瘀血水停为标。心主血脉，血脉运行全赖心中阳气的推动，诚如《医学入门》所说："血随气行，气行则行，气止则止，气温则滑，气寒则凝。"心之阳气亏虚，鼓动无力，血行滞缓，血脉瘀阻，从而出现心衰。故心脏阳气（兼阴血）亏虚是心衰之内因，是心衰发病及转归预后的决定因素，标实则由本虚发展而来。阳气亏虚可以导致血瘀，也可以导致水饮停积。

心居胸中，为阳中之阳。心气心阳亏虚，则见气短，喘咳倚息，劳动则甚；重者张口抬肩，汗出肢冷，舌淡胖，脉沉细，甚者浮大无根。兼见口干心烦，舌嫩红少苔，则气（阳）损及阴，致气阴两虚。

24

阳虚水肿，则见水肿以下肢为甚，尿少，心悸，神疲，舌淡胖，苔白，脉沉细或虚数。甚则气促咳唾，胸胁胀痛，肋间饱满，形成悬饮。

阳虚血瘀，则见心悸气促，胸中隐痛，咳唾血痰，唇紫，爪甲紫暗，颈部及舌下青筋显露，胁下痞块，舌质紫暗，脉沉细涩。

一般认为，水肿形成主要与肺脾肾三脏有关，所谓其标在肺，其本在肾，其制在脾。但就心衰而言，水饮停积的根本原因还是心阳不足。另外，水饮亦与血瘀有关，所谓"血不利则为水"。瘀血水饮虽继发于阳气亏虚，但一旦形成又可进一步损伤阳气，形成由虚致实，由实致更虚的恶性病理循环。因此，截断这一恶性循环的关键在于补虚固本，在补虚的基础上兼以活血化瘀，利水祛痰消肿，绝不可标本倒置，专事攻逐，愈伤其正。

三、阴阳分治，以温补阳气为上

根据上述的认识和辨证，治疗必须重点调补心脏的气血阴阳。而气属于阳，温阳即所以补气；血属于阴，滋阴即所以养血。因此，辨治心衰主要可分为两大类型，即心阳虚型与心阴虚型，故立温心阳和养心阴为治疗心衰的基本原则，代表方为暖心方（红参、熟附子、薏苡仁、橘红等）与养心方（生晒参、麦冬、法半夏、茯苓、三七等），前者重在温心阳，后者重在养心阴，分别用于阳气虚和气阴两虚的心衰患者。

二方均以人参为主药，培元益气，一配附子温阳，一配麦冬养阴，薏苡仁、茯苓健脾以利水，法半夏、橘红通阳而化痰，三七虽功主活血，但与人参同科，也有益气强心的作用。二方均属以补虚为主，标本兼顾之剂。除二方外，阳虚亦可用四君子汤合桂枝甘草汤或参附汤，加五爪龙、北黄芪、酸枣仁、柏子仁等；阴虚用生脉散加沙参、玉竹、女贞、旱莲、桑椹子等。在此基础上，血瘀者加用桃红饮（桃仁、红花、当归尾、川芎、威灵仙）或失笑散，或选用丹参、三七、鸡血藤等；水肿甚者加用五苓散、五皮饮；兼外感咳嗽者加豨莶草、北杏仁、紫菀、百部；喘咳痰多者加苏子、白芥子、莱菔子、胆南星、海浮石；湿重苔厚者加薏苡仁。喘咳欲脱之危症则用高丽参合真武汤浓煎频服，配合静脉注射丽参针、参附针、或参麦针，以补气固脱。

阴阳为八纲之首，《景岳全书·传忠录》曰："凡诊病施治，必须先审阴阳，乃为医道之纲领。阴阳无谬，治焉不差，医道虽繁，而可以一言蔽之者，曰阴阳而已"，辨治心衰亦然。之所以阴阳分治，还有其病机根据：其一，心衰虽可累及五脏六腑，但以心病为本，调理心之气血阴阳，为治本之法。其二，心衰虽有气血阴阳虚损之不同，但气属阳，血属阴，辨明心阴心阳，则心气心血已在其中。其三，心气虚是心衰最基本的病机，在所有患者都有不同程度的存在，乃心衰之共性。若进一步发展，则有气损及阴或气损及阳的两种可能，临床出现心阴气虚和心阳气虚两种证候。其四，标实证多以兼证出现，可见于各类型心衰患者，治疗也只能在补虚方药上加味。由此可见，虽然只分二证，但提纲挈领，概括其余。临证在辨明阴阳的基础上，可视脏腑虚实的具体情况，灵活变通，随症加减。

阴阳分治之中，又以温补阳气为上。《素问·生气通天论》说："阳气者，若天与日，失其所则折寿而不彰，故天运当以日光明。"心属火，为阳中之阳，人体生命活动有赖于心阳的温煦。心衰就是因为心阳气虚，功能不全，血脉运行不畅，以致脏腑经脉失养，功能失调。所以《素问·脏气法时论》说："心病者，日中慧，夜半甚，平旦静。"日中阳气盛，心脏活动增强，故患者一般情况尚好。而夜半，阴气盛，阳气衰，故心衰更为加重。故治疗重在温补阳气。

在用药方面，补气除用参、芪、术、草之外，个人喜用五爪龙，且用量多在30g以上。五爪龙为桑科植物粗叶榕（又名五指毛桃）的根。性甘温，有补气、祛痰、除湿、平喘的作用。温阳可用桂枝、附子。但应注意，附桂大辛大热，一般只用于阳虚阴盛，形寒肢冷，面白肢肿的患者。寒象不明显者，则多用甘温之剂，或配合温胆汤意在温通心阳。对于心阴虚患者，也宜在益气温阳的基础上，加用滋阴养血之品。这一点从养心方即可看出，方中用人参、茯苓、法半夏三药益气祛痰通阳，而仅用麦冬一味滋心阴，退虚热。若虚热已退，气虚突出之时，仍当以益气扶阳为主。

四、病证结合，灵活变通

对于心衰的辨治，虽然强调辨证论治，但也不能忽视西医辨病对治疗的参考意义。必须病证结合，灵活变通。根据心衰的不同病因，适当调整治疗方案。病因为冠心病者，多见气虚夹痰，痰瘀互结，可用温胆汤加人参、白术、豨莶草、三七等，益气祛痰，温阳通脉。若属阴虚，则多用温胆汤合生脉散加减。病因为风湿性心脏病者，每有风寒湿邪伏留，反复发作，治疗则在原基础上加用威灵仙、桑寄生、豨莶草、防己、鸡血藤、桃仁、红花以祛风除湿，并嘱患者注意防寒避湿，预防感冒，防止风寒湿邪再次侵入为害。病因为肺源性心脏病者，可配合三子养亲汤、猴枣散以及鹅管石、海浮石等温肾纳气，降气平喘。病因为高血压性心脏病者，大多数肝阳偏亢，则需配合平肝潜阳法，常用药物有草决明、石决明、代赭石、龟板、牡蛎、钩藤、牛膝等。若心衰尚不严重时，可先按高血压辨证论治，常常也可同时收到改善心衰的效果。原有糖尿病或甲状腺功能亢进的患者，证候多属气阴两虚，治疗一般以生脉散加味。糖尿病患者可加山萸肉、桑螵蛸、玉米须、仙鹤草、山药等，山药用量要大，一般用 60～90g。甲状腺功能亢进者则加用浙贝母、生牡蛎、山慈菇、玄参等，以化痰软坚、散结。

股动脉硬化症的治疗经验

　　股动脉硬化症，中医无此病名，此病一般发于 50 岁以上的人（糖尿病患者发病可较早），主要是由于股动脉粥样硬化引起下肢血液供应不足，产生肌肉和神经营养障碍，表现为下肢疼痛，不能久站，间歇性跛行，休息时痛，股动脉搏动减弱，腘动脉和足背动脉搏动减弱甚至消失，严重时可引起足趾溃疡与坏疽。西医认为其病理机制主要是由于股动脉粥样硬化改变，致使股动脉血管壁增厚，血管腔变窄甚至闭塞，影响血液的流通，从而导致下肢神经肌肉营养障碍而产生一系列的病变。中医虽无此病名，但血流阻滞，可属中医学血瘀证范围。

　　血瘀之论治，在中医的理论体系中，源远流长，早在《内经》便有"孙络外溢，则经有留血"，"宗气不下，脉中之血，凝而留止"等有关血瘀形成的论述，并有如以四乌贼骨—芦茹丸治疗血枯病（即闭经）的活血祛瘀之治法记载；在汉代的《伤寒论》与《金匮要略》中，更有关于蓄血证、癥瘕、产后腹痛等多种血瘀证的论治；发展至清代，王清任在继承前人经验的基础上，结合自己的临床经验，总结出一套治疗的理论与方剂，将中医的血瘀治法提高到更高的阶段，更加理论化和系统化。在《医林改错》中所载的通窍活血汤、血府逐瘀汤、少腹逐瘀汤、补阳还五汤等都成为后人广泛应用于临床的有效名方，影响甚大。尤其是王氏把活血祛瘀与理气补气合用，更使祛瘀法的内容丰富多采。王氏认为："治病之要诀，在明白气血。"王氏在临证中，往往人参、黄芪与桃仁、红花同用；桃仁、红花、赤芍与柴胡、枳壳、延胡索、香附等同用；尤具特色的是王氏善用黄芪，往往在一大队理血祛瘀药中，重加黄芪一味以统之，寓消瘀于补气行气之中，寓生气于理血之内。笔者治疗股动脉硬化症，正是根据王氏的理论与经验指导辨证，立法和用药的。

股动脉硬化症患者常见下肢疼痛，不耐站立行走，足趺阳脉微弱甚至无脉，这是瘀阻脉道之明证。劳逸不当，或七情内伤，或恣食膏粱厚味，导致正气内虚，故气血失畅，气虚生痰，血滞成瘀，痰浊内阻，血瘀内闭，痹阻脉络，而成本病。个人认为，致瘀之因主要是气虚气滞。正如《灵枢·刺节真邪论》所云："宗气不下，脉中之血，凝而留止。"王清任在《医林改错》中也指出："元气既虚，必不能达于血管，血管无气，必停留而瘀。"气为血帅，血为气母，气行则血行，气滞则血瘀。当然血瘀也可导致气滞。痰湿等引起血瘀，亦可反作用于气。本病多发生于老年人，老年之病多虚。个人认为，气虚也可引起血瘀，因气虚则无力推动血液流行。现代血流动力学认为，血液的推动力对流速、流量的影响是一个重要因素。患者血液流变性改变，正是中医血瘀证的病理基础。

根据上述本病病机的认识，故治疗上宜以益气活血，祛瘀通脉。自拟方为：黄芪30g，太子参30g，丹参15g，赤芍12g，归尾6g，牛膝15g，威灵仙9g，桃仁9g，红花6g，䗪虫6g。每日1剂。本方重用人参、黄芪益气补气，立统血行血之帅权。赤芍、归尾、桃仁、红花活血祛瘀，通络止痛，配合丹参通利血脉，共奏祛瘀利脉之功。加入牛膝一味，引药下行，直达病所。此外，还选用䗪虫，取其善走窜经脉以更好地发挥活血通脉的作用，并有威灵仙以佐之，增强其效力。如脾肾两虚则选加山药、茯苓、杜仲、川续断等温补脾肾；如郁久化热则用丹皮、银花藤以清络热。脉络郁结可用豨莶草、宽筋藤以舒筋通络。

外洗方：海桐皮12g，细辛3g，蕲艾12g，荆芥9g，吴茱萸15g，红花9g，桂枝9g，川续断9g，归尾6g，羌活9g，防风9g，生川乌12g。加生葱5根，生姜12g，同煎后加米酒、米醋各50g热洗患处，每日2次。

股动脉硬化症运用外洗药熏洗很重要，药能直接作用于病所，而且脉中之血得温熏热洗必加强其运行，有利于瘀阻的化解。外洗药中加入生姜、生葱、酒、醋，辛散酸收，走窜渗透，能加强药力的发挥，有助于机体组织对药物的吸收。用大队温经散寒，解凝止痛，祛风行血，活血通经的药物，外熏热洗以速其效。这是本人在多年的临床中用之有效的经验方，用于肢节疼痛的风寒湿痹患者屡收效验，治疗本病亦获良效。为什么不加于内服药中呢？我认为本方温行力大，但兼有燥性，内服对本虚之体不利，容易耗阴伤血，且用方太杂，不利于内服。热洗从肌表直接作用病处，既可直对病所，又与内服药配合，相得益彰。

治疗股动脉硬化症，笔者有两点体会：

（1）动脉已经硬化，一般而论，似已不可逆传，但未到耄耋之年，或仅一支或某一段动脉硬化者，经中医药治疗，亦有可逆转者。

（2）外洗法对于血瘀经络之痛证的治疗，有不可忽视之作用。

治疗眩晕的经验

眩晕一证，与现代医学眩晕症状的概念基本一致。可见于现代医学中的多种疾病。耳性眩晕，如梅尼埃病、迷路炎、内耳药物中毒、前庭神经元炎、位置性晕动病等；脑性眩晕，如脑动脉粥样硬化、高血压脑病、椎-基底动脉供血不足、某些颅内占位性疾病、感染性疾病及变态反应性疾病、癫痫；其他原因的眩晕，如高血压、低血压、贫血、头部外伤后眩晕、神经官能症等。中医中药治疗眩晕积累了丰富的临床经验，现结合本人的认识和体会，介绍如下。

一、病因病机

历代文献中对眩晕证的病因病机的论述比较丰富，后人把《内经》的无风不作眩（诸风掉眩，皆属于肝）（包括内风、外风）、朱丹溪的"无痰不作眩"、张景岳的"无虚不作眩"（包括脏腑气血阴阳诸虚），即三无不作眩说，归纳为眩晕病机的经典之论，为一纲领性的概括，对临床辨证论治帮助不少，但如果加上虞抟倡导的"血瘀致眩"及陈修园所强调的相火，则比较全面。

眩晕的病因病机，前人虽将之分为外感、内伤两个方面，但临床上则以内伤为主，尤以肝阳上亢、肾精不足、气血亏虚、痰瘀内阻为常见。病位虽在头颅脑髓，但究其病根，应责之于肝、脾、肾三脏，不外乎虚、实二端。因此，关于证型问题，个人认为，可以分型，但不宜太杂，临床上抓住一两个主型，其他作兼证处理即可。

二、辨证论治

1. 肝阳上亢

临床上往往存在以下三种情况：①肝阳升发太过，故见眩晕、易怒、失眠多梦；肝火偏盛，循经上炎，则兼见面红、目赤、口苦、脉弦数；火热灼津，则便秘尿赤，舌红苔黄。②肝肾阴亏，精水不足，水不涵木，肝阳虚亢，则兼见腰膝酸软、健忘、遗精、耳鸣、舌红少苔、脉弦细数。③肝阳亢极化风，则可出现眩晕欲仆、泛泛欲呕、头痛如掣、肢麻震颤、语言不利、步履不正等风动之象。此乃中风先兆，应加紧防范，避免中风变证的出现。如椎-基底动脉系统闭塞常以眩晕为首发症状，发作突然，并感到地在移动，人要倾倒或如坐船样，或伴有耳鸣，此眩晕的产生是由于前庭核缺血所致。同时还可有双眼视矇、共济失调、眼球震颤，倾倒发作。部分患者还可以出现软腭和声带麻痹、吞咽困难、声音嘶哑和第3、5、6对颅神经受损的症状，发作性一侧偏瘫和感觉障碍。当基底动脉主干闭塞时，会出现意识障碍、瞳孔缩小、四肢瘫痪，或伴有强直性抽搐、体温升高等。

2. 气血亏虚

因其髓海空虚，脑失所养，故头晕目眩，动则加剧，劳累则发，兼见神疲懒言，气短声低，食后腹胀，大便溏薄，或兼心悸失眠、唇甲淡白、失血等症以及舌淡胖嫩、齿印、脉细或虚数等气虚血少的舌脉表现，如低血压、贫血、失血过多患者常见这一类表现。

3. 痰瘀内阻

必有痰瘀见症及舌脉见症。舌苔厚浊或腻，脉弦滑者或兼结代者，此为痰阻；舌有瘀斑或舌暗红，脉涩或促、结、代者，此为瘀闭。两者并见，则为痰瘀闭阻。

论治方面，肝阳上亢，治以平肝潜阳，我常用自拟"石决牡蛎汤"，方用石决明、生牡蛎、白芍、牛膝、钩藤、莲子心、莲须，若肝火偏盛，可加龙胆草、菊花、黄芩、丹皮、木贼等；兼阳明实热便秘者可加大黄；肝肾阴亏者可加鳖甲、龟板、首乌、生地、熟地等；若肝阳亢极化风，宜加羚羊角或羚羊角骨、代赭石、生龙骨、珍珠母等；气血亏虚者以补益气血为主，可用加味八珍汤，方用党参、白术、茯苓、甘草、川芎、当归、熟地、白芍、五爪龙、鸡血藤；偏于气虚者可用补中益气汤，偏于血虚者可用当归补血汤加枸杞子、山药等；兼见失血者可加阿胶、白及、炒三七等。兼痰可合用温胆汤，兼瘀可用失笑散，或用豨莶草、三七、丹参等。

三、临床运用

1. 内耳眩晕病（梅尼埃病）

笔者常用温胆汤加减治疗，若苔浊、白、厚腻而呕，必加生姜汁或重用生姜 20～30g。另外，当其发作时，宜先艾灸百会穴，直接灸最好，壮数多少，可以根据情况而定。用悬灸法亦可。本院一干部患此病反复发作数年，经用上法治疗而愈，追踪 10 年未见发作。曾有一妇女，患此病每月发作，发时即送西医院急诊，但未能根治，后来门诊，余治以温胆汤加减，并教其丈夫为之悬灸百会，嘱其稍见眩晕即用灸法，经过治疗后得愈。

2. 前庭神经炎性眩晕

笔者用防眩汤加减治疗。某空军干部贾某，于 30 天内晕厥 20 多次，住院后经中西医治疗，眩晕次数减少，但仍头晕不止，血压偏高。人虽高大，但舌嫩红，苔白，脉弦而尺寸俱弱。西医诊断为前庭炎。余辨证认为属于虚眩兼有相火，乃仿防眩汤加减：黄芪 24g，党参 18g，茯苓 12g，白术 12g，川芎 9g，天麻 9g，枸杞子 9g，钩藤 12g，白芍 9g，生地 12g，甘草 3g，此方服 20 多剂后，眩晕消失。此方在上海经方家曹颖甫先生所著之《金匮发微·血痹虚劳脉证病治》中曾有记载："精神恍惚，开目则诸物旋转，闭目则略定。世传防眩汤间有特效，录之以为急救之助。方用党参、半夏各 9 克，归芍、熟地、白术各 30 克，川芎、山萸肉各 15 克，天麻 9 克，陈皮 3 克，轻者 4～5 剂，可以永久不发。予早年病此，嘉定秦芍龄师曾用之，惟多川芎 9 克耳。至今三十年无此病，皆芍师之赐也。"我认为这是治疗虚证眩晕的好方。广州名老中医吴粤昌先生对此方亦颇欣赏。

余亦十分重视经方的运用。《内经》十三方中之"泽泻饮"为治湿浊中阻之眩晕之好方，由泽泻、白术、鹿衔草三味组成。《金匮要略》

治心下支饮，其人苦眩冒亦用"泽泻汤"，即前方减去鹿衔草，此与《内经》泽泻饮有一脉相承的关系。某海军干部住院2月余，经多方检查，仍不明原因，多方治疗均无效。后请余会诊，诊为痰证之眩晕，用祛痰法治疗，但亦无效。再细为四诊，见其舌上苔白如霜，脉滑而缓，个人的经验认为凡舌白如霜多属水湿内困，脉缓亦是湿象，故予经方五苓散剂治之，一旬而愈。

3. 脑性眩晕

如脑动脉粥样硬化、椎－基底动脉供血不足、某些颅内占位性疾病，凡属气虚血瘀者，治以益气活血，重用黄芪益气，配以三棱、莪术活血，或用黄芪桂枝五物汤。我曾在门诊诊治一男性患者，56岁，自诉眩晕、肢体麻木无力，步态不稳反复发作2年余，曾做头颅CT检查提示轻度脑萎缩，脑血流图检查提示供血不足，局部脑血流量脑图形成像检查提示异常（普遍性血流量减少），素有低血压史。余辨为血气亏虚兼血瘀，治以益气活血。处方：黄芪15g，党参30g，白术15g，炙甘草3g，柴胡10g，升麻10g，陈皮3g，丹参18g，五爪龙30g，三棱、莪术各10g。每天1剂，复渣再煎，连服7剂，症状明显改善，连续治疗4月余，除劳累紧张时头顶偶有发胀外，眩晕基本消除。附院某护士长，有冠心病、颈椎病史，去年曾因右上肢麻木，眩晕，发作性胸闷疼痛多次住院治疗，一度曾怀疑为颅脑肿瘤，后经会诊确诊为"左顶叶皮质炎性肉芽肿"。一直请余会诊，我认为证属气血两虚，用黄芪桂枝五物汤、八珍汤等方加减治疗，重用黄芪至120g，取得较好的疗效。

4. 高血压性眩晕

笔者常辨证选用草决明、石决明、生龙骨、生牡蛎、代赭石等，舒张压偏高者可选加鳖甲、龟板等。曾治一患者，收缩压不高，但舒张压很高，脉压差很小仅1.3~2.6kPa，用西药降压都始终无法拉开脉压差距离，患者常眩晕不止，余在辨证基础上重用鳖甲、龟板滋阴潜阳，取得很好的效果。广东草药红丝线有降压作用，可用红丝线30g，瘦猪肉100g煎水饮用。

5. 低血压性眩晕

证属清阳不升者，我喜用补中益气汤轻剂，黄芪用量不超过15g，与柴、麻同用，以升清阳。服后患者血压可逐渐趋于正常。黄芪轻用可升压，重用则降压，故用于高血压属气虚者则需30g以上。

6. 头部外伤性眩晕

我常在辨证基础上配伍活血药物，喜用失笑散、桃仁、红花、牛膝，或用血府逐瘀汤。血管性头痛亦可用之。

7. 神经官能症性眩晕

我喜用甘麦大枣汤稍加舒肝健脾药，方用甘草、麦芽、大枣、钩藤、素馨花、茯苓等。钩藤、素馨花舒肝兼治胁痛，麦芽也有舒肝作用。我认为用浮小麦效果最佳，但南方常缺，故用麦芽代替。或嘱患者用面粉代之，其用法是用1~2汤匙面粉，先用少许凉开水调匀，再用煎好滚烫之中药汁冲熟后内服。

重症肌无力的辨证论治

重症肌无力是一种由乙酰胆碱受体抗体引起的自身免疫性受体病，主要临床特征为受累肌肉极易疲劳，经休息后可部分恢复。全身肌肉均可受累，以眼肌为主，呼吸肌受累则出现肌无力危象，甚至危及生命。中医历代医著对重症肌无力虽未见较完备而系统的记载，但从本病的病理机制和临床表现来看，应属中医的虚损证。

虚损证不同于一般的虚证，它有虚弱与损坏的双重含义。虚弱着眼于功能，损坏着眼于形体，故虚损是对各种慢性疾病发展到形体与功能都受到严重损害的概括。重症肌无力是自身免疫性受体病，临床上既有功能性障碍也有实质性损害，病程长且易反复，具有虚损证的特点。因此，重症肌无力不是一般的虚证，其实是虚损性疾患。

　　祖国医学对虚损证早在公元一二世纪就已有所认识。《难经·十四难》就有"一损损于皮毛，皮聚而毛落；二损损于血脉，血脉虚少，不能荣于五脏六腑也；三损损于肌肉，肌肉消瘦，饮食不能为肌肤；四损损于筋，筋缓不能自收持；五损损于骨，骨痿不能起于床"的记载。历代医学对于虚损的认识也十分详尽。根据祖国医学的虚损理论，结合脾胃学说脾主肌肉的理论认识和临床运用，重症肌无力的中医病名诊断应是脾胃虚损。根据重症肌无力的临床表现及分型，具体又可分为睑废、痿证和大气下陷。

　　眼睑下垂为重症肌无力的常见症状，《北史》有"睑垂覆目不得视"的记载。巢元方《诸病源候论·睢目候》中称"睢目"，亦名"侵风"。《圣济总录·卷第一百一十》称"眼睑垂缓"。清·黄庭镜《目经大成》称为"睑废"，后世称为"上胞下垂"。

　　重症肌无力的临床特征是一部分或全身骨骼肌异常地容易疲劳，晚期病例的骨骼肌可以发生萎缩。《素问·痿论》根据痿证的病因、部位、临床表现及五脏所主，有皮痿、脉痿、筋痿、肉痿、骨痿等五痿之分，其中的肉痿与重症肌无力症状有类似之处。《素问·太阴阳明论》指出："脾病而四肢不用，何也？岐伯曰，四肢皆禀气于胃，而不得至经，必因于脾，乃得禀也。今脾病不能为胃行其津液，四肢不得禀水谷气，气日以衰，脉道不利，筋骨肌肉皆无以生，故不用焉。"这一论述强调四肢不用，痿软乏力乃脾病所致，脾不为胃行其津液，气血不充而引起肌肉病变，与重症肌无力的临床表现及病理机制颇为吻合，现代的临床观察也证实了这一点。

重症肌无力可出现面肌无力，说话声音逐渐减低，讲话不清，吃力，吞咽困难，饮水呛咳等。声音嘶哑，中医称为"音暗"。重症肌无力之声音嘶哑，乃因脾虚气陷，肺气虚衰，肾虚无根，致使气机无力鼓动声门而出现声音嘶哑。吞咽困难，中医责之于肾。咽为胃之系，上接口腔，下贯胃腑，是胃接纳水谷之门户。脾胃虚衰，则摄纳运化无权；又肾为胃关，胃肾亏损，则吞咽困难。

呼吸困难，是肌无力危象。中医称之为"大气下陷"。如张锡纯《医学衷中参西录》指出："胸中大气下陷，气短不足以息。或努力呼吸，有似乎喘，或气息将停，危在顷刻。"

综上所述，中医虽无重症肌无力之病名，但是根据其临床特点及中医的理论认识，将其归属为"脾胃虚损"病之范围是比较恰当的。具体还可以结合病位、病性、病机，分别用"睑废"、"痿证"和"大气下陷"进行诊断。一般来说，成人眼肌型及少年型多属"睑废"范围；成人重症肌无力轻度、中度全身型、迟发重症型、伴肌萎缩型多属"痿证"范围；成人重症激进型多属"大气下陷"证范围。

一、病因病机

重症肌无力的病因可归纳为先天禀赋不足，后天失调，或情志刺激，或外邪所伤，或疾病失治、误治，或病后失养，均可导致脾胃气虚，渐而积虚成损。因此，重症肌无力的病机主要为脾胃虚损。脾胃为后天之本，气血化生之源，居于中焦，为气机升降出入之枢机。脾主升主运，脾虚气陷，则升举无力，上睑属脾，故提睑无力而下垂；脾主肌肉四肢，脾虚生化濡养不足，故四肢痿软不能随用；胃主降主纳，与脾相表里，脾虚胃亦弱，则升降之枢机不利，受纳无权，故纳呆溏泄，吞咽困难；脾气主升，上充于肺，积于胸中而为宗气（大气），司呼吸，贯百脉，中气下陷，胸中之大气难以接续，肺之包举无力，故气短不足以息，若胸中大气亦下陷，则气息将停，危在顷刻。

重症肌无力的病机主要为脾胃虚损，然而与他脏关系亦密切。脾病可以影响他脏，而他脏有病也可影响脾脏，从而形成多脏同病的局面，即五脏相关，但矛盾的主要方面，仍然在于脾胃虚损。脾胃虚损，则气血生化乏源。肝乃藏血之脏，开窍于目，肝受血而能视；肾主藏精，"五脏六腑之精，皆上注于目而为之精"，肝血不足，肝窍失养，肾精不足，精明失养，"精脱则视岐，视岐见两物"，故见复视、斜视或视物模糊，易倦。脾胃为气机升降之枢纽，气出于肺而根于肾，需脾于中间斡旋转运，使宗气充足以司呼吸。脾胃虚损则枢机不运，聚湿生痰，壅阻于肺，故见胸闷、疼痛、气促等。脾病及肾，肾不纳气，气难归根，甚或大气下陷，而出现肌无力危象。声音嘶哑，构音不清，吞咽困难等，亦与脾胃肺肾的病理变化关系密切。有些患者尚有心悸、失眠等症，则是由于脾胃虚损，心血不足所致。

为了进一步探讨重症肌无力的病因病机和辨证规律，我们对 1987 年 4 月到 1991 年 6 月收治的 233 例重症肌无力患者做了系统观察，并对 58 个中医证候做了频率分析，结果表明重症肌无力以眼睑下垂、四肢无力、纳差、便溏、舌淡胖、边有齿印，苔薄白，脉细弱等症最常见，从而说明本症以脾胃虚损为主的观点是符合临床实际的。作者的学生选用国家卫生部药政局认可的诊断脾虚和评定疗效的参考指标，通过唾液淀粉酶活性负荷试验和木糖吸收试验，对 31 例重症肌无力患者和 20 例正常人进行了两项试验同步观察。结果表明，重症肌无力脾虚证唾液淀粉酶活性酸刺激前后比值明显低于正常，D-木糖排泄率明显降低，经治疗后两项指标明显上升，说明重症肌无力脾虚证有其确切的病理生理学改变。

可见，重症肌无力的病理机转始终以脾胃虚损为中心环节，并贯穿于此病的全过程，这就是本病辨证论治的着眼点。

二、辨证分型

1. 脾胃虚损

眼睑下垂，四肢痿软乏力，纳差，便溏，舌淡红而胖，边有齿印，苔薄白，脉细弱。

2. 脾胃虚损之兼证

兼肝血不足者，复视、斜视明显。兼肾虚者，抬颈无力，腰背酸软，阴虚者，口干咽燥；阳虚者，夜尿多。兼心血不足者，心悸、失眠，夜寐多梦。兼胃阴虚者，口干，苔剥。兼痰湿壅肺者，胸闷、气促。兼湿者，苔白厚或白浊。兼痰者，咳嗽痰黏。兼瘀者，舌暗红，尖边有瘀点，瘀斑，脉涩。兼外邪者，鼻塞流涕，喉痒咽痛，脉浮等。

3. 大气下陷

症见呼吸困难，痰涎壅盛，气息将停，危在顷刻等肌无力危象。

三、辨证论治

对于本病的治疗，根据"虚则补之"、"损者益之"之旨，当以补脾益损，升阳举陷为治疗大法。此外，本病毕竟有先天禀赋不足，精血虚损，况且气为血帅，血为气母，气血相生，故亦应兼顾养血益精以固肾。至于肌无力危象，则以标证为主要矛盾，急则治其标，缓则治其本。对于兼证的处理，则可随证加减，灵活变通。

常用方药如下：

1. 脾胃虚损

补脾益损，强肌健力饮（自拟方）。主要药物有黄芪、党参、白术、当归、陈皮、五爪龙、甘草等。

2. 兼证的处理

肝血不足加枸杞子、首乌、黄精、鸡血藤。肾虚加菟丝子、桑椹子，阳虚明显加巴戟、肉苁蓉、淫羊藿。阴虚明显加山萸肉，或加服六味地黄丸。心血不足加熟枣仁、夜交藤。胃阴虚党参易太子参，加石斛、金钗。痰湿壅肺加橘络、百部、紫菀。兼湿加薏苡仁、茯苓。兼痰加浙贝母。兼瘀加丹参。兼外邪一般用轻剂之补中益气汤，酌加豨莶草、桑叶、千层纸、浙贝母等。

3. 大气下陷之肌无力危象

则应及时采取抢救措施，加强吸氧、吸痰、插胃管、鼻饲中药，辨证使用苏合香丸或安宫牛黄丸点舌以及其他中成药除痰，保留灌肠等。感染严重用抗生素。

本病疗程较长，应注意从心理上使病者树立信心，保持精神愉快，以防情志所伤。平时应慎起居，避风寒，预防感冒，避免过劳。不宜滥用抗生素，忌食芥菜、萝卜、绿豆、海带、西瓜、豆腐等性味寒凉的食物，补之以血肉有情之品。凡临床治愈后，需继续服药 1～2 年，以巩固疗效，防止复发。此外，对于原已使用激素及抗胆碱酯酶药物者，中药显效即开始逐渐减量乃至停用，使患者摆脱对西药的依赖，促使病向痊愈。

胃、十二指肠溃疡病的辨证论治

中医学没有胃、十二指肠溃疡病的病名，但本病常见的症状为胃部疼痛，故可概括于胃痛证中。胃痛或称胃脘痛，文献亦有称心痛或心气痛。心痛与胃痛不同，但临床上心绞痛与胃痛的确有时容易混淆（心绞痛易误诊为胃痛），心绞痛《内经》名为真心痛，有些文献因《内经》有"胃脘当心而痛"一语，便心与胃痛并论。但明清两代已十分强调心痛和胃痛的鉴别了。如明代《证治准绳》："或问丹溪言心痛即胃脘痛，然乎？曰：心与胃各一脏（腑）其病形不同，因胃脘处在心下，故有当心而痛之名，岂胃脘痛即心痛者哉？"清代的有关著作论述更为详明。今天看来，不仅心痛与胃痛应予以鉴别，而且应该和西医的辨病结合起来，才能更好地提高辨证论治的水平。

一、病因病机

胃、十二指肠溃疡病的病因病机，据个人的体会，本病的成因较为复杂，多因几种因素的反复作用而成。于诸种因素之中，较为重要的有三大因素——饮食因素、精神因素、体质因素。三者之中又以体质因素为关键性的因素。体质因素即脾胃虚。金代李东垣的内因脾胃为主论，对本病的防治的确有指导意义。

从脏腑的关系来看，病生于胃，受侮于肝，关键在脾。脾气虚常为本病的重要一环。

二、分型与治疗

1. 肝胃不和

主症：胃脘疼痛拒按，痛连于胁或胁背，易怒，口苦口干，嗳气或反酸，甚或吐血、便血、舌质如常，或偏红，尖边红，或有红点，舌苔薄白，脉弦。

治疗：宜疏肝和胃，方用四逆散加茯苓、白术、大枣。四逆散用以疏肝，茯苓、白术、大枣用以和胃，使肝得条达，胃气安和，疼痛自止。若胃胀嗳气可加砂仁或佛手之属；反酸可加煅瓦楞、海螵蛸或左金丸之属。肝郁易化火，切忌过用辛燥止痛药，否则伤津耗气，反而不愈。肝郁减轻之后，宜用四君子汤加柴胡、白芍，健脾和肝，以作善后，最好能服药 1~2 个月，以巩固疗效。

若胃部攻刺痛，胁痛易怒，脉沉弦有力，偏肝郁甚者，宜柴胡疏肝汤或四逆散合左金丸。前方适用于肝郁偏寒，后方适用于肝郁偏热。若肝郁减轻，痛已缓和，则宜疏肝健脾，用四君子汤加首乌、柴胡、白芍、乌豆衣之属以善后。

若兼见心烦口苦，口干喜饮，舌质红，舌苔白黄，脉弦数，是肝郁化火或胃热过盛所致。宜三黄泻心汤加川楝子、延胡索、郁金之属，以清热疏肝，和胃止痛。热减后宜调理脾胃与疏肝。若热盛迫血而吐血，宜清胃热与止血。方用三黄泻心汤加侧柏叶、生地、白及、阿胶、三七，三黄泻心汤以清泄胃热，侧柏叶、生地、白及、阿胶、田三七以凉血、止血。

2. 脾胃虚寒

主症：胃脘隐隐作痛，空腹痛增，得食痛减，喜按喜暖，食后腹胀，时或泛吐清水、酸水，胃纳较差，神疲怠倦，四肢乏力，手足欠温，便溏或大便潜血，舌质淡嫩，胖或有齿印，苔白润或浊腻，脉虚或缓或迟。

治疗：宜健脾温中，方用黄芪建中汤。方中黄芪补气行气，小建中汤温运脾阳。若偏寒则痛增痛剧，四肢不温，宜附桂理中汤，或再加高良姜。若寒减痛轻，可继用黄芪建中汤或香砂六君子汤以善后。

若脾胃虚寒而见呕吐清水冷涎，胃部有水声，舌苔厚腻者，是胃中停饮，宜温中化痰，方用平胃散加桂枝、茯苓、法半夏。

3. 脾虚肝郁兼瘀

主症：胃脘时痛，或痛连于背，过饥过饱痛增，或吐酸，嘈杂，或大便黑，舌质嫩，有齿印或暗滞或淡或有瘀斑、瘀点，或唇黯齿根黯黑，脉弦细或虚大或兼涩象。

本证若肝郁甚则痛增加，或痛连于胁。脾虚不统血，则大便潜血或便血。再加肝郁甚气血逆乱，而至吐血，这种吐血，其势较缓，脉不太数，舌不红，苔不黄，而脉虚，舌嫩是其特点。

治疗：健脾去瘀或兼舒肝。用四君子汤加黄芪、红花、桃仁、柴胡、白芍、海螵蛸之属。大便潜血，可用四君子汤加黄芪、侧柏叶、阿胶、白及、血余炭之属。兼便血宜用四君子汤合黄土汤。

4. 胃阴亏损

主症：胃脘痛，或胃部有灼热感，口干欲饮，干呕，或食后胃胀，便秘，舌红少津，苔少或花剥，甚则舌光无苔，脉细数或弱。

治疗：宜益胃养阴，方用麦门冬汤加减（麦冬、党参、沙参、石斛、玉竹、茯苓、甘草、乌梅）。若胃阴亏而两手脉虚大者，宜加吉林参以大补元气。

三、体会

本病虽成因多种，但必因脾胃元气受损至不能自复而后成病，常常是慢性而反复发作，故不能满足于症状的缓解而中止治疗。既然脾胃气虚为本病之根本，因此不管原属何证型，最后均需健脾益气或健脾益气再加养胃阴，巩固治疗 2～4 个月，乃可停药。脾主肌肉四肢，欲脾胃常健运者，必须坚持体育锻炼，药物治疗终非长久之计，故用药的同时，应衡量体质进行适当的体育活动，特别是疾病基本治愈之时，坚持锻炼是达到根治的重要措施，不可因病愈而懒于锻炼。

西医治疗本病重视制酸，个人认为，制酸并不能根治本病，但在调理脾胃药中加入一些制酸之剂，使标本兼顾，亦是良策。如配合用乌贝散（乌贼骨 85%，浙贝母 15% 研为极细末），每服 2～3g，1 日 3 次，对制酸止痛有一定的疗效，但制作必须注意研成极细末。

止痛药亦是治标，止痛药多辛燥，久用则耗气伤津，有损脾胃，不可不知。

笔者不成熟的意见认为：舒肝与健脾有调节神经与肠胃功能的作用，故常以下方为基本方：党参18g，白术12g，茯苓15g，柴胡9g，佛手片5g，乌贼骨15g（或煅瓦楞子），甘草5g。随证加减。

慢性胃炎的辨证论治

慢性胃炎是指由各种不同原因引起的胃黏膜慢性炎症性改变，为最常见的胃部疾病。慢性胃炎从胃黏膜的病变来分，以慢性浅表性胃炎和慢性萎缩性胃炎为多见，浅表性与萎缩性胃炎可同时并存，故有慢性浅表——萎缩性胃炎之称。

慢性浅表性胃炎可发生于任何年龄，而萎缩性胃炎的发生率常随年龄的增长而增高。本病进展缓慢，大部分患者表现为反复发作的消化不良症状和胃纳减低、恶心、嗳气及中上腹不规则的隐痛、钝痛、烧灼痛。有的疼痛亦呈周期性与节律性，服抗酸药可缓解，酷似消化性溃疡。饱胀感也是常见而突出的症状，尤以餐后为明显。上述症状的出现有时与饮食不慎、情绪变动及气候变化有关。浅表性胃炎伴糜烂者有时可伴呕血及解柏油样便。长期少量出血或大出血，则可发生缺铁性贫血。慢性浅表性胃炎经积极治疗，症状常可完全消失，而病理的改变有时需经数月或数年才能完全恢复，但也有部分患者可发展为萎缩性胃炎。慢性萎缩性胃炎病程长而不易治愈，部分病例有癌变之虑，故引起人们的广泛关注。个人认为，运用中医理论治疗本病，是可以收到一定效果的。

一、病因病机

中医将慢性胃炎归在"胃痛"、"痞满"等范围。本病的病因病机，多由烦劳紧张，思虑过度，暗耗阳气，损伤阴液而引起；亦可因长期饮食失节，缺少调养，致使后天损伤而发病；还可因先天不足，后天失养，大病失调所致。从中医辨证角度，个人认为本病是本虚夹标实的病。其虚，主要为脾胃亏虚。脾亏虚于阳气，胃亏虚于阴液，此为发病的前提和本质。本病之实，多为虚损之后所继发。如脾气亏虚，血失鼓动，血滞成瘀阻络，此为一；脾失健运，湿浊不化，痰湿停骤，此为二；瘀阻湿郁，加之阴液亏损，则易引起虚火妄动；此为三。脾阳亏虚，故见身倦乏力，脘腹胀闷，纳呆，体重下降，面色淡白，舌胖淡嫩，齿印，脉虚弱；胃阴亏损，则见胃部隐痛，甚则烧灼痛，舌嫩苔少或光剥，脉细数；血瘀阻络，则胃脘疼痛明显，上腹及背部夹脊压痛明显，舌暗、唇暗、舌边见瘀点、瘀斑；痰湿凝聚，则脘腹胀闷，恶心，嗳气，甚至呕吐；阴虚内热则见低热，五心烦热，急躁易怒，烧灼感，大便干燥等。

二、辨证论治

对于本病的治疗，在治法上，补脾气，养胃阴，这是大法，是治疗的根本。但标实不除，不能很好地固本，所以活络祛瘀，除湿化痰，清退虚热，亦不可忽略。基本方为：太子参30g，茯苓12g，山药12g，石斛12g，小环钗9g，麦芽30g，甘草5g，丹参12g，鳖甲30g（先煎）。方用太子参、茯苓、山药、麦芽、甘草以培补脾胃健运其气；用石斛、小环钗、山药急救已伤之胃阴，用丹参、鳖甲益阴活络，通脉祛瘀兼清虚热。本证以亏虚为本，瘀热为标，故遣方用药以培中气，救阴津为主，祛瘀热为辅，方与证合，故能建功。加减法：脾胃气虚较甚者加黄芪、白术或参须另炖；湿浊偏重者加扁豆、鸡蛋花、薏苡仁等；肝气郁结者加素馨花、合欢皮、郁金等；疼痛明显者加木香、延胡索、佛手等；嗳气频作者加代赭石、旋覆花等；大便干结者加火麻仁、郁李仁等。

慢性胃炎是伤于后天，其本既虚，脾胃消化吸收功能甚差，故培补不能急功求成，骤投大温大补之厚剂。如按此法，只能滞其胃气，灼其胃阴。同时，救护胃阴亦不宜用过于滋腻之品，以免壅阻脾脏阳气的恢复。此外，活络祛瘀要防破血太过，清退虚热要防伤阳，亦同上理。个人认为，治疗本病培元时，宜用太子参、山药、茯苓、炙甘草等，虽补气之力不及党参、黄芪，但不会滞气助火；再反佐以麦芽使之易于受纳，这对于消化吸收功能甚差、胃阴已伤的患者，是恰如其分的。至于救胃阴，石斛、小环钗、山药最为适宜。活络通瘀、清降虚热，丹参配鳖甲较为妥贴。至于化湿浊，宜选用扁豆、茯苓、鸡蛋花、薏苡仁等药性较平和的药物，切忌用温燥之品，因为易伤元气与胃阴，胃阴不足，病机不转，则犯虚虚之弊。

本病乃慢性疾病，病程较长，日久穷必及肾。脾胃属土，肝属木，脾虚往往使肝气乘之，故治疗时不能忽视与肝肾的关系，同时亦应注意肺脾的关系，故应先抓主要矛盾，于适当之时选加调养肺、肝、肾之品。同时，注意消除可能致病的因素，如戒除烟酒，治疗口腔、咽喉部慢性病灶，忌用对胃有刺激的药物，避免过劳及精神紧张。注意饮食，戒刺激性、过热、过冷及粗糙食物，以软食为宜，少食多餐，细嚼慢咽。

慢性肝炎、肝硬化的辨证论治

慢性肝炎反复难愈，而且容易引起肝炎后肝硬化，早期肝硬化与前者的界限在临床又往往难以截然区分，怎样寻找一条更有效的根治途径和方药，是目前急待解决的课题。

西医对本病的认识是：肝炎病毒进入人体后即在肝细胞内复制，继而释出病毒颗粒，在潜伏期和急性期引起病毒血症，并导致机体的一系列免疫反应。甲型肝炎病毒可直接引起肝细胞损伤、炎症和坏死，在恢复期常被机体免疫反应所清除，无慢性经过或病毒携带状态。乙型肝炎病毒则通过机体免疫反应而引起组织损伤，若免疫反应正常则表现为急性黄疸型肝炎，恢复期中病毒被清除而获得痊愈；若免疫低下则病情较轻微，形成慢性迁延性肝炎和病毒携带者；若抑制性 T 细胞数量和质量缺陷，自身抗体产生过多而致肝细胞不断被破坏，则表现为慢性活动性肝炎；若免疫反应亢进，HBsAb 产生过早过多，并与 HBsAg 形成抗体过剩的免疫复合物，导致局部过敏坏死反应，则表现为急性或亚急性重症肝炎。可见机体的免疫功能正常与否在发病过程中占有主导作用。

各型肝炎的基本肝脏病变特征为弥漫性肝细胞变性、坏死、再生、炎症细胞浸润和间质增生。急性肝炎时，肝细胞坏死呈局灶性，慢迁肝炎病变与急性肝炎相似，但程度较轻，慢活肝炎病变则较急性肝炎为重，可形成桥状坏死，并可发展为肝硬化。有人囿于西医的病理认识，辨证时多着眼于肝，治疗亦以调肝为主，或清肝热，或清肝利湿，或舒肝解郁，或养肝阴，总不离乎肝脏。

根据脏腑学说可知，祖国医学所论之肝与西医在解剖学上无异，如《医学入门》所说"肝之系者，自膈下着右胁肋，上贯膈入肺，中与膈膜相连也"。但从生理上看，则大不相同。西医所论肝脏，属消化系统，主要参与三大代谢，是人体中最大的营养加工厂。而从中医角度来看，这种消化、吸收的生理功能除与肝（肝主疏泄而助脾之健运）有关之外，更主要是属于脾的功能（脾主运化）。再从临床上来看，慢性肝炎患者大都表现为倦怠乏力、食欲不振、肢体困重、恶心呕吐、腹胀便溏等一系列脾虚不运之症，亦有胁痛、胁部不适、头晕失眠等肝郁的症状。因此，本病病位不单在于肝，更重要在于脾，从脏腑辨证而论，应属肝脾同病而以脾病为主之证。

　　本病的病因病机：若患者湿热邪气外袭内蕴于脾胃与肝胆，则发为急性肝炎；若患者脾气本虚，或邪郁日久伤脾气，或肝郁日久横逆乘脾，或于治疗急性肝炎的过程中寒凉清利太过伤及中阳，均可导致脾气虚亏，而转变为慢性肝炎。此时矛盾的主要方面已由邪实（湿与热）转化为脾虚（正虚），故此慢性肝炎之本乃为脾虚。

　　在疾病发展过程中，由于脾虚不运，可致湿浊内生，湿郁日久则可化热；或气血运行失畅，而致瘀血内留；或气血生化之源不足，阳损及阴，而致肝阴不足；或脾虚及肾，而致脾肾两虚。临床上则可出现各种相应的兼夹证候。但脾气虚这一基本证候，始终作为共性而在绝大多数的慢性肝炎患者身上表现出来。

　　从论治的角度来看，根据《难经·七十七难》："见肝之病，则知肝当传之于脾，故先实其脾气。"张仲景赞成此说，于《金匮要略·脏腑经络先后病篇》中说："夫治未病者，见肝之病，知肝传脾，当先实脾，四季脾旺不受邪，即勿补之。"根据这一宝贵的理论，治肝炎应注意"实脾"，故提出健脾补气，扶土抑木以治疗慢性肝炎的总原则。

　　笔者在"实脾"这一思想指导下，积累了一些经验，拟一方名

"慢肝六味饮"，方药配伍如下：党参（或太子参）15～30g，茯苓15g，白术12～15g，甘草5g，川萆薢10g，黄皮树叶15～30g。本方取四君子汤补脾气健运脾阳以"实脾"，用黄皮树叶以疏肝解毒行气化浊，川萆薢入肝胃两经升清而降浊。本方适于单纯脾气虚型的慢性肝炎患者。临床症候为面色淡白，少气自汗，倦怠乏力，身重，食欲不振，胁部不适感，腹胀便溏，舌淡嫩，或舌体胖有齿印，苔白或兼浊，脉虚弱。

若患者同时有其他兼夹证候出现时，则可根据辨证所得，采取适当的兼治法，在上方的基础上加减用药，其加减法为：

脾虚较甚，并见气短声低，精神不振的，加黄芪15～25g。

兼湿浊上泛，并见脘闷，恶心呕吐，舌苔厚浊，脉缓滑者，加法半夏10g、砂仁3g以和胃降浊。

若湿浊中阻，以身肢困重，腹胀便溏明显者，加薏苡仁15g、白蔻仁6g以通阳除湿。

兼肝气郁结，并见胁痛较明显，易急躁，头晕，头痛，脉兼弦者，加素馨花10g、郁金10g以疏肝解郁。

兼肝阴不足，并见头目眩晕，失眠多梦，舌边尖红，苔少，脉弦细弱稍数者，加桑寄生30g（或桑椹15g）、旱莲草12g、女贞子（或五味子）12g，以太子参20g易党参，去川萆薢，以养肝阴。

兼肾阴虚，并见面白唇红，头晕，睡眠不佳，口干咽燥，腰膝痠痛，舌质红嫩，苔薄白或苔少，脉细数而弱者，加首乌30g、山萸肉12g、熟地20g、桑寄生30g、旱莲草12g，以太子参18g易党参、山药12g易白术。

兼肾阳虚，并见面色青白或晦黯，精神不振，腰腿酸痛，四肢欠温，脉兼迟或稍沉者，加杜仲15g、巴戟天12g、肉桂2g（焗服）、楮实子10g，以温补肾阳。

兼血瘀阻络，并见面色黧黑或唇色紫黯，胁痛明显，胁下癥块（肝大，质较硬易扪及），舌质紫暗，或有瘀点，脉弦缓或涩者，加丹参15g、茜根12g、桃仁10g、䗪虫10g，以活血祛瘀。

兼湿郁化热，并见有口苦，小便黄浊，或轻度黄染，或低热，舌嫩红，苔黄白厚浊，脉虚数者，加金钱草25g、田基黄（或鸡骨草）25g、茵陈25g，以太子参18g易党参，以清利湿热。

上述治法，总的原则不离健脾，组方的核心是四君子汤加川萆薢、黄皮树叶。这是笔者通过长期的临证、科研，摸索到脾虚是慢性肝炎的共性而确立的。随证加减则按辨证论治之原则处理。

至于慢性肝炎之肝脏肿大而稍硬者，按中医理论应属于癥块（或称积块），多因气滞血瘀内结所致，宜用祛瘀药物治疗。20 世纪50 年代参与慢性肝炎之研究，该研究组不管临床分型如何，在治疗162 例中，治方均配有丹参、桃仁、䗪虫或鳖甲、龟板、牡蛎之类祛瘀及软坚药。但笔者通过对脾胃学说及祛瘀疗法的深入研究，认为血瘀的形成，除气滞、热迫之外，还有一个重要原因是气虚（心或肺或脾气虚）。其机制是气虚→推动无力→气血运行迟滞→血瘀。而慢性肝炎患者单有肝大，肝质尚柔软或不易扪及，且无其他血瘀表现时，脾气虚是矛盾的主要方面，只有补气健脾促使脾功能的恢复，肿大的肝脏才会随病情的好转而恢复正常。此时不宜过早使用祛瘀药物，因祛瘀药物多有伤气、破气作用，若囿于肝肿大而过早使用反不利于治疗。只有当肝质较硬易于扪及，或并见有面黯、唇紫、舌紫黯或有瘀斑瘀点、脉涩等，揭示矛盾主要方面已转为血瘀时，才可加入祛瘀药。但"气为血帅"，此时仍需在补气运脾的基础上使用祛瘀药。

肝硬化，应属中医学"积聚"、"癥瘕"范畴，肝硬化腹水则属"臌胀"之范畴。肝硬化的早期诊断，西医的诊断手段、生化检查以及B 型超声波、CT 及X 线等检查值得借鉴，给中医药的治疗提供有利条件。当然，论治离不开辨证，辨证仍要靠中医之四诊。通过几十年的摸索，我发现舌底静脉充盈曲张常与 X 线检查之食道静脉曲张相吻合，并对早期肝硬化逐步拟出 1 首有效方——软肝煎。方药为：太子参 30g，白术 15g，茯苓 15g，川草薢 10g，楮实子 12g，菟丝子 12g，鳖甲（先煎）30g，䗪虫（研末冲服）3g，丹参 18g，甘草 6g。此方对肝炎所致之肝硬化及酒精中毒性肝硬化都有一定的效果。此方健脾养肝肾为主，软坚化瘀为辅。

软肝煎与慢肝六味饮乃姊妹方，均取义于"见肝之病，知肝传脾，当先实脾"之旨。六味饮治慢性肝炎，健脾为主配黄皮树叶以疏肝解毒行气化浊。早期肝硬化，病久伤及肝肾，故以楮实、菟丝子、鳖甲以养肝肾，病已及血分，故用䗪虫、丹参以祛瘀活血。此方辨证加减耐心久服，一则以阻慢其硬化进程，再则冀其软化。治疗效果与病之浅深成正比。因此，早期发现、早期治疗最为重要。当然，患者的精神因素对于此病影响甚大，精神负担过重者虽浅尤深，做患者的思想工作，是不可缺少的心理治疗。此病治疗必须彻底，不能但见症状改善或肝功能正常便行停药，必须继续服药半年至一年以巩固疗效。另外，坚持太极拳之类的柔软运动，注意饮食营养及节减房事是十分重要的。

软肝煎加减法：肝炎所致之早期肝硬化，转氨酶高者，加黄皮树叶 30g；酒精中毒所致之肝硬化，加葛花 10～15g；肝阴不足，舌红苔少者加旱莲草、女贞子各 10g，石斛 15g，更兼剥苔者加龟板 30g；牙龈出血或皮下有出血点者加仙鹤草 30g 或紫珠草 30g；有黄疸者，加田基黄 15～30g。

化验检查白蛋白低或 A/G 值倒置，西医多采取滴注白蛋白治疗，直接补充白蛋白，似较先进，但我认为直接给予，不如间接使之内生为佳。除辨证论治能帮助内生之外，我体会用鳖或龟约斤许加山药 30g、薏苡仁 15g 炖服，每周 1 次或 10 天 1 次，对白蛋白的提高有较好的作用，注意不要食滞便可。

肝硬化晚期出现腹水，症见腹胀大而四肢消瘦，饮食不振，怠倦乏力，面色苍黄少华，甚或黧黑而无华，舌胖嫩有齿印或舌边有瘀斑瘀点，脉虚细或涩。四肢消瘦、饮食不振、怠倦乏力，是一派脾虚之象，而腹大青筋，舌有瘀斑瘀点，或二便欠通则属实证。多数病例单靠补脾疏肝益肾，无奈腹水何。腹胀患者饮食减少，更兼运化失职，越食少，营养越不足，腹越胀，如此恶性循环，实者愈实而虚者更虚，治疗原则必先攻逐，寓补于攻，俟其腹水渐退，然后再予攻补兼施，辨证论治。攻水之法，多源于仲景的十枣汤而各有擅用，总不离甘遂、芫花、大戟、牵牛子之类。我喜用甘草制甘遂，其法为用等量之甘草煎浓汁浸泡已打碎之甘遂，共泡3天3夜，去甘草汁，将甘遂晒干为细末，每服1~2g。可先从1g开始，用肠溶胶囊装吞，于清晨用米粥送服。服后1天之内泻下数次至十数次，甚者可泻水几千毫升。翌日即用健脾益气之剂，或独参汤补之，但有些患者，服参汤或补益之剂，又再泻水，这又寓攻于补了。过一二日服调补之剂便不再泻，可能过些时候腹水又起，又再用甘遂攻之，攻后又加辨证论治，有得愈者。有人认为今天由于腹水机的应用，可把腹水抽出脱水除钠再把蛋白输回患者。故腹水的治疗，已可不必再用下法。我则认为不然，肝硬化腹水，肝硬化是因，腹水是果，若只靠机械去除腹水，病将不治。而中药攻逐，能够治愈，必有其现在尚未知之的机制，故腹水机与攻逐之剂未可同日而语也。我用甘草水浸甘遂，此方实从民间来。广州市原工人医院治一肝硬化腹水之患者，无法治疗，劝其出院，半年后主管医生路遇病者，健康如常人，十分惊讶。问知乃服一专治臌胀之老太婆的药散泻水而愈。我院张景述老师多方寻访，从其就近之药店得知其专买甘草与甘遂而得之。当然，逐水不一定都能彻底治愈，但能有愈者则其机制不止于去腹水那么简单了。西药利尿剂种类不少，速尿等利尿之作用甚强，为什么对于肝硬化腹水患者取不到理想的效果呢？我认为治腹水而只知利尿，不但无益反而有害。因为利尿多伤阴，一再损害肝肾之阴，容易引发肝昏迷或大出血。土壅木郁，攻逐运化，攻补兼施，肝阴不伤，脾得健运，腹水不再起，则以健脾补肝肾，稍加活血之品，可望带病延年，少数或可治愈。

攻逐之法，会不会引起大出血，根据近10多年来的文献报道及个人之经验，不会引起大出血，因逐水减轻门静脉高压。肝硬化腹水患者往往舌下静脉曲张，经泻水以后，舌下静脉曲张之程度往往减轻，足以为证。中国中医研究院西苑医院，亦曾研究治疗肝硬化腹水，我向他们请教，他们也主张攻逐法治腹水，治疗100多例，未见因攻逐而大出血者。他们喜用牵牛子末调粥服以攻逐腹水。当然，攻逐治腹水只是比较常用之法，若体质过虚，强用攻伐必死。我曾治1例肝吸虫性肝硬化腹水患者，病已重危，家人已为其准备后事。诊其面色苍白无华，气逆痰多，说话有气无力，纳呆，腹大如鼓，静脉怒张，肝区疼痛夜甚，四肢消瘦，足背微肿，唇淡舌嫩苔白厚，脉细弱。此脾虚不运，水湿停留所致，人虚至此，不宜攻逐，治疗以健脾为主，兼予养肝驱虫。处方：①高丽参9g，陈皮1.5g（炖服），以健运脾阳；②太子参12g，茯苓9g，白术12g，首乌15g，菟丝子12g，丹参12g，楮实子9g，谷芽24g，芜荑9g，雷丸12g，甘草5g。两方同日先后服，第2天精神转佳，尿量增多，能起床少坐。照此治则加减用药，20剂后腹水消失，能步行来诊。数月后能骑自行车从顺德到广州。可见健运脾胃以化湿亦治肝腹水之一法也。可攻不可攻在于辨证。

肝硬化腹水并发上消化道出血时，宜急用止血法，可用白及粉、三七粉各3g顿服，日4次，或用云南白药每日8g分服。若出血过猛，采用西医之三腔二囊管压迫法，或手术结扎胃底和食管曲张静脉等处理为宜。

并发肝昏迷宜用安宫牛黄丸，半粒开水溶化点舌；半粒灌服或鼻饲，再随证治之。

中华支睾吸虫病的辨证论治

中华支睾吸虫病（Clonorchiasis）是由中华支睾吸虫（Clonorchis sinensis）引起的肝胆管寄生虫病。该病是由于食了不熟的含有该虫囊蚴的淡水鱼而受感染。乃是我国南方常见的寄生虫病之一，有报告该病在我国有 20 余个省（市）流行，东南亚及日本亦有本病流行。

中华支睾吸虫病（以小简称肝吸虫病）是由中华支睾吸虫感染引起。成虫寄生在肝脏小胆管内，可引起机械性刺激或梗死，同时成虫可分泌一些分泌物，刺激胆管上皮细胞发生炎症、增生、管壁增厚甚至恶性变。由于胆道的梗阻，胆汁流通不畅，可发生灶性细胞坏死，甚至因长期梗阻而发生纤维性变。由于梗阻及刺激会使胆管扩张，发生胆管炎。虫体亦可作为石的核心而形成胆石症。有人认为本病与原发性肝癌有一定关系。

一般临床表现为消化不良、腹泻等胃肠道症状，此外常有消瘦，右上腹胀痛，肝肿大。部分病例可发生门脉性肝硬化，尤多见于儿童重度感染者。肝吸虫病患者常有急性及慢性胆囊炎、胆管炎、胆石症、原发性肝癌、肝硬化、病毒性肝炎、胰腺炎、糖尿病等共存病，这些共存病可能与肝吸虫感染有关，而且在临床上似乎比单纯感染更为重要。

中医中药治疗，目前文献报道尚少，中医古籍也未见该病的记载。根据本病的主要症状及其发病特点，应属于虫积、积证、虫臌（虫胀、蛊胀、蛊）等证的范围之内。

笔者认为本病的发病机制为：虫邪侵袭人体，内舍于肝，肝失条达，肝郁乘脾，脾失健运，故临床上多见有食欲不振，倦怠乏力，脘闷不适，胁部满闷，腹胀便溏，消瘦，舌淡苔白，脉弦弱等肝脾不和的证候；肝郁、脾虚日久，必致气血运行不畅，瘀结胁下，则可见肝肿大之积证；有些患者，因肝郁虫积，损伤肝之阴血，故见胁痛，头晕头痛，耳鸣，失眠多梦，消瘦，舌嫩红，苔薄，脉弦细稍数等肝阴不足之证；若病延日久，肝不疏泄，脾阳不振，水湿内停，则症见腹部日渐胀大，如裹水之状，发为臌胀；少数患者，因虫积肝郁化火，加之脾不健运，湿浊内生，郁湿化热，故见胁痛，寒热往来，脘痞厌食，身肢倦重，黄疸，便溏，舌苔黄腻，脉滑数等湿热内郁证。本病虫积肝郁为本，脾虚为标，证候表现虚实并见，或虚多实少，或实多虚少，或虚实并重。基于上述的认识，治疗的原则为健脾驱虫疏肝。笔者认为"四季脾旺不受邪"，只要脾气健旺，气血生化之源充足，则正气内盛，正盛可致邪却。

从临床上的观察，似可认为，通过补脾，可提高机体的免疫功能，造成一个不适于肝吸虫寄生的环境，有利于驱虫药物更好地发挥作用，同时兼制驱虫药物对正气的攻伐，便可以减少其副作用的产生。"治病必求其本"，而本病之根本是虫积肝内，故又须予以驱虫药，杀灭或驱逐肝虫出体外，以达到治病之目的。

总治则：健脾驱虫疏肝。

方药：

肝吸虫①方——党参（或太子参）12g，茯苓12g，白术10g，扁豆12g，山药15g，郁金10g，枣子槟榔25g，使君子10g，甘草5g。

肝吸虫②方——郁金10g，苦楝根白皮15g，榧子肉25g，枣子槟榔25g。

加减法：根据临床证候差异，于①方适当加减，②方不变。若兼见脘闷，恶心呕吐，肢体困重，湿困明显者，加法半夏、陈皮、砂仁，苍术易白术，以化湿燥湿；若胁痛明显，嗳气呃逆，脘闷，肝气横逆者，酌加枳壳、白芍、柴胡以疏肝；若头晕头痛，失眠多梦，舌嫩红，肝阴并有不足者，酌加女贞子、旱莲草、白芍，太子参易党参，以养护肝阴；若出现肝硬化腹水者，酌加丹参、首乌、菟丝子、楮实子，人参易党参，以增强健脾除湿柔肝之效，并根据病情延长①方服用时间，待条件许可再予②方；若症见发热，寒热往来，胁痛，黄疸，苔黄厚腻，脉弦滑数者，为湿热内盛，应先予清热利湿之剂，待湿热之邪消退后，方可服用①、②方。

疗程：先服①方，每日1剂，复煎当日服，连服3～4天；后服②方，服法同上，连服5～7天为1疗程。1疗程未愈，复查大便仍有虫卵者（可于第1疗程结束后即时及5天后各查大便1次，连续2次），再接服第2疗程，服至病愈为止。若体质壮实者，则先服②方，后服①方，剂次不变，感染轻者，一般服1～2疗程可愈；感染重者，一般3疗程可愈，最多可服至4疗程。

体会：

（1）采用中医中药治疗肝吸虫患者，近期及远期疗效均较满意，未发现有药物不良反应，特别是未见有严重不良反应，不必住院治疗，简便易行，值得进一步验证，以便推广使用。

（2）肝吸虫病的证候表现多为邪实正虚，故治疗上采取肝吸虫①方健脾扶正，肝吸虫②方驱虫疏肝以祛邪，两方交替使用，标本兼顾，起到协同愈病的作用。

（3）通过临床的观察，初步认为，健脾扶正的药物，似可提高机体的免疫功能，造成一个不适于肝吸虫寄生的环境，有利于驱虫药物更好地发挥驱虫的作用。是否如此，有待于今后进一步研究证实。

（4）中药驱虫药，具有广谱的驱虫作用。例如据文献报道，苦楝根皮可治蛔虫、鞭虫、钩虫、蛲虫、预防血吸虫；槟榔可驱蛔虫、钩虫、姜片虫、绦虫、华支睾吸虫，等等。它们有治疗肝吸虫病的作用，但药量宜适当加大使用（文中所述驱虫药中，除苦楝根皮外，均无毒或仅有小毒。但亦有报道鲜苦楝根皮，成人1次用至60g，而无严重不良反应。同时药物亦宜精选，如苦楝根皮一定要用纯净的白皮部分，即去除表皮及木质部分余下的二层皮）；槟榔最好选用枣子槟榔，因其多未切片，其中驱虫的主要成分保存较好；使君子与榧子若发霉，即不宜用，这样才能充分发挥中药的驱虫作用。

（5）在临床实践中，观察到有些患者因肝吸虫所致肝功能损害，服药驱虫后，肝功能亦随之恢复正常，有些患者肝功能严重损害，如肝吸虫性肝硬化患者，仍能耐受驱虫药的治疗，且症状有所好转。可见肝功能损害，不一定是中药驱虫的禁忌证。推想本方可能有促使病变的肝脏组织恢复，改善蛋白代谢，从而促进肝功能恢复的作用，有待进一步研究探讨。

治疗慢性肾炎的经验

慢性肾小球肾炎（简称慢性肾炎），是较常见的泌尿系内科病，它与急性肾炎在中医同属水肿证的范围。祖国医学认为水肿证的发病机制主要与肺、脾、肾三脏有关。若肺失宣肃，不能通调水道，或脾失健运，不能为胃行津液；或肾阳虚衰，不能气化、蒸腾津液，或开阖不利失去主水的作用，均能导致水湿停留，泛滥溢于肌肤，而成水肿之病。如《素问·至真要大论》说："诸湿肿满，皆属于脾"；《素问·阴阳别论》说："三阴结谓之水"（三阴指手、足太阴肺脾二经）；《素问·水热穴论》说："其本在肾，其末在肺皆积水也"；而《诸病源候论·水肿病诸候》亦说："水病无不由脾肾虚所为"。

一、病理机制

水肿证分阴阳，肾炎病分急慢。急性肾炎发病多急骤，病程短，多属实证；而慢性肾炎则发病多缓慢，病程冗长，腰以下肿甚，多属虚证。前者属于水肿证"阳水"的范围，后者则属"阴水"的范围。急性肾炎主要是由于风、寒、热、湿等外邪侵袭肺肾两经，尤其肺经所致；慢性肾炎则主要因脾肾两脏虚损所致。如《诸病源候论·水肿病诸候》说："脾肾虚则水妄行，盈溢皮肤而令身体肿满。"

慢性肾炎在发病过程中，早期主要表现为脾虚湿困，症见面色㿠白或萎黄不华，身重倦怠，身肢浮肿轻重不一。浮肿严重者，可并见腹胀大如裹水之状，脘闷纳呆，气短自汗，大便时溏，小便短少，舌淡胖有齿印，苔薄白或白腻，脉缓弱。脾虚则气血生化之源不足。若血虚明显的患者，可并见头目眩晕，心悸易惊惕，手足发麻，唇甲淡白，脉兼细等症。至中后期，由于先天与后天密切相关，往往因脾虚损及肾，而表现为脾肾阳虚，症见面色㿠白或灰黯，形寒怕冷，四肢欠温，精神萎靡，腰膝酸软，纳呆便溏，或五更泄泻，浮肿显著，以腰以下为甚，或可伴有胸水、腹水，咳逆上气不能平卧，小便短少，少数亦可表现为浮肿不太甚，小便频数而清长，舌淡而黯，苔薄白，脉沉细，软弱无力。这一阶段，少数患者，可因阳损及阴，或经过治疗，病向好转，但由于温阳或利水太过损伤阴液（尤其是经过激素治疗的患者），而表现为肝肾阴亏，症见浮肿不甚，面白颧红，眩晕头痛，心悸耳鸣，腰酸腿软，失眠盗汗，遗精，咽干，舌质嫩偏红，或边尖红，苔少，脉弦细稍数。若正气日虚，脾肾衰败，湿郁化浊上蔽心窍，则除见上述脾虚湿阻或脾肾阳虚证之外，可并见恶心呕吐，心悸气短，或皮肤瘙痒，或口有尿臭，或呕血便血，或胸闷喘息，烦躁不宁，甚则抽搐惊厥，昏迷不醒，舌苔黄浊或舌光无苔，脉象虚大或沉微细数。

二、辨证论治

对本病的辨证分型，笔者主张分为脾虚湿阻、脾肾阳虚、肝肾阴亏、脾肾衰败浊蒙心窍4个证型。而脾虚是本病的共性，治疗过程中应时时注意调补脾气，保持脾气的健运，这是治病不可忽略的关键环节。

1. 脾虚湿阻型

笔者较常用的是参苓白术散加减以健脾利湿。基本方为：党参15g，白术12g，茯苓皮25g，甘草4g，山药12g，薏苡仁15g，黄芪20g，牛膝12g，猪苓15g，桂枝12g（或肉桂心1.5g〈焗〉）。方中党参、白术、山药、黄芪、甘草健脾补气，薏苡仁、茯苓皮、猪苓利水而不伤正，桂枝温阳利水，牛膝引水下行。加减法：若湿重，而见苔白厚腻者，去山药，加防己12g，砂仁8g；血虚明显者，去猪苓、桂枝，加当归12g（或鸡血藤30g）、枸杞子12g以养血；若见血压升高者，重用黄芪（用至30g以上），去桂枝、山药，加生石决明30g（先煎）、代赭石30g（先煎）以潜虚阳；若见血尿（镜下血尿）者，去桂枝，选加小叶凤尾草15g、淡豆豉30g、三七末3g（冲服）；若水肿严重，尤其是胸腹腔有大量积水，则先治其标。早年笔者多采用十枣汤或积苍丸（三棱2.3g，莪术2.3g，苍术2.3g，砂仁2.3g，连翘2.3g，牵牛子1.5g，大戟1.5g，巴戟天1.5g，陈皮1.5g，川椒1.5g，葶苈子1.5g，桑白皮1.5g，益智仁1.5g，汉防己1.5g，芫花1.5g，青皮1.5g，川芎1.5g，牛膝1.5g，槟榔半个，大黄7.7g，甘遂1.5g，木香4.6g，紫荆皮3.1g，研为细末，糊为小丸，每次服12.5g，每日于五更空腹时1次顿服，连服3天，第1天用淡姜汤送服，第2天用陈皮汤送服，第3天用桑白皮汤送服。本方为民间验方，有一定疗效。）以去菀陈莝、洁净府，在水肿明显减轻后再予参苓白术散加减。1978年笔者摸索到一个更简捷竣下逐水方法，即用甘遂末 1g 装于空心胶囊，早晨白粥送一次吞服（若患者服后，有呕吐副作用出现时，可用肠溶胶囊套装，便可防止或减轻副作用），此方法的确具有验、便、廉的优点。必要时可加艾灸法，灸法处方：①肾俞、水分、阳陵泉；②三焦俞、关元、三阴交；③膀胱俞、中极、足三里或加膀胱俞、膏肓。每日灸 1 次 1 组穴位，使用 3 天，换另 1 组，背部穴位双侧同时悬灸 20min，腹部、足部穴位可悬灸 10min 左右；若患者上半身肿甚或见胸腔积液者，则先予麻黄（微炒）15g，杏仁 10g，熟附子 3g，生姜 3 片，赤小豆 30g，茯苓皮 60g，煎水服以开鬼门，夏天冷服，冬天温服，服后微汗出为度，待水肿或胸水减轻后，仍予参苓白术散加减；若经治疗后患者症状基本消失，惟尿蛋白长期不除者，则改用自拟消尿蛋白饮：黄芪 15～30g，龟板 30g，山药 15g，薏苡仁 15g，玉米须 30g，旱莲草 12g，菟丝子 12g（本方具有健脾固肾，利湿化浊之功，经临床验证效果尚好）。

2. 脾肾阳虚型

可用真武汤合五苓散、五皮饮加减化裁。基本方为：熟附子 10～15g，姜皮 20g，白芍 12g，白术 15g，茯苓皮 30g，肉桂 3g（焗），大腹皮 12g，猪苓 15g，泽泻 12g，党参 20g，黄芪 20g。方中党参、白术、黄芪补气健脾，附子、肉桂温肾，白芍以制附子、肉桂之温燥，姜皮、苓皮、大腹皮、猪苓、泽泻利水，合成温阳利水之功。其加减法可参考上述脾虚湿阻型。

3. 肝肾阴虚型

则多用杞菊地黄汤加牛膝、车前子等。若为阴阳两虚者，则喜用济生肾气丸；若血压升高者，则加生牡蛎 30g，草决明 25g。

4. 脾肾衰败，浊蒙心窍型

除按上述脾虚湿阻或脾肾阳虚辨证用药口服之外，还可用生大黄 30g 水煎保留灌肠，每日 1 次，连用数天，有时能使血氮下降，对消水肿亦有帮助。若出现昏迷不醒时，宜即针灸人中与涌泉；如湿浊化热患者见舌苔焦黑而干的，则兼灌服或鼻饲安宫牛黄丸。本型病情危急，宜采用中西医结合治疗。

硬皮病的辨证论治

硬皮病可分为局限性和系统性两类，前者指病变局限于皮肤，后者指皮肤硬化兼有内脏病变，是一种全身性疾病。病情缓慢进展，故又称之为进行性系统性硬化症。常发于 20~50 岁的女性，男女之比为 1:2~1:3。

硬皮病的病因、病机尚不清楚，当前多认为与免疫有关，主要以皮肤等组织增厚和硬化，最后发生萎缩为特点。早期最常见症状为雷诺现象（约占 90%），疲倦乏力，体重减轻，面部或两手浮肿，伴关节酸痛，少数患者可有低热。继之皮肤增厚变硬如皮革，呈蜡样光泽，后期皮肤萎缩，皮纹消失，干燥，光滑而细薄，毛发脱落，常有色素沉着，间有白斑，亦可见到毛细血管扩张。面部皮纹消失，口周皮肤紧缩以至张口困难，面容呆板。皮损逐步蔓延至臂、颈、胸、腹、背部等，指端甚至出现坏死性溃疡。系统性硬皮病不但皮肤受损并可波及内脏器官，严重的心、肾、肺等重要器官受损者可危及生命。局限性硬皮病虽不波及内脏，但皮肤局部硬化可多处发生，可影响美容或器官的功能，甚至导致肢体的功能障碍与畸型。特别在儿童时期，罹患本病，常常影响发育，造成畸形和功能障碍。因此，无论是局限性还是系统性硬皮病，都应该早期诊断，早期治疗。

一、病因病机

中医古代文献未见有关硬皮病的明确记载，但有较多的类似描述。如《难经·十四难》就有"五损"的说法。宋·吴彦夔《传信适用方》记载："人发寒热不止，经数日后四肢坚如石，以物击之似钟磬，日渐瘦恶。"这一描述与现代医学硬皮病有不少近似之处。有人根据《诸病源候论》："风湿痹之状或皮肤顽厚或肌肉酸疼，风寒湿三气杂至合而为痹……由气血虚又受风湿而成此病，久不愈入于经络搏于阳经，亦变全身而手足不随。"结合硬皮病的临床表现，认为本病应属于中医学痹证、皮痹、血痹、风湿痹的范畴。认为本病与风寒湿袭击，脏腑失和，经络受阻有关。我个人认为，根据硬皮病的病理及临床表现，应归属于中医的虚损证。

中医虚损证的成因，历代医家认为，虚损的形成，皆是"因病致偏，偏久致损"。或"因烦劳伤气，纵欲伤精，他症失调，蔓延而致"。所以"久虚不复谓之损，损极不复谓之劳，此虚劳损三者，相继而成"。因此，关于本病的病因，可归纳为先天禀赋不足，后天失调，或情志刺激，或外邪所伤，或疾病失治、误治，或病后失养，均可导致脏腑亏虚，积虚成损。正如《难经·十四难》云"一损损于皮毛，皮聚而发落；二损损于血脉，血脉虚少，不能荣于五脏六腑也；三损损于肌肉，肌肉消瘦，饮食不能为肌肤，四损损于筋，筋缓不能自收持；五损损于骨，骨痿不能起于床"。肺主皮毛，肺之气阴亏损，失去"熏肤充身泽毛，若雾露之溉"的作用，故皮肤失其柔润，变硬如革，干燥，无汗；脾主肌肉、四肢，脾气虚亏，失其健运，气血生化乏源，饮食不能为肌肤，故肌肉萎缩而四肢活动困难；病久"穷必及肾"，肾主骨，肾阴亏损，不能主骨生髓，故骨质受害，关节僵直，活动障碍。系统性硬皮病患者不但皮肤受损而且可有多器官如食道、肠、肺、心、肾等器官损害的表现，更是符合中医虚损之重证。硬皮病患者病证先起于皮毛而后及于骨，波及内脏，是从上损及于下损之证，病虽先起于肺，但又损及后天之本的脾和先天之本的肾，一损俱损，故出现上、中、下三损兼存的情况。因此，硬皮病的病机主要应为肺脾肾俱虚，然而与他脏关系亦密切，从而形成多脏同病，多系统、多器官受损的局面。

二、辨证分型

1. 肺脾亏虚

皮肤如革，干燥，甚则皮肤萎缩，皮纹消失，毛发脱落，疲倦乏力，体重减轻，纳差，便溏，舌胖淡嫩，边有齿印，苔薄白，脉细弱。

2. 脾肾亏损

面容呆板，肌肉萎缩，呼吸用力，吞咽困难，关节僵直，活动障碍，甚则骨质脱钙，关节畸形固定，挛缩，腰膝酸痛，肌肉无力，头晕耳鸣，妇女月经不调，甚或闭经。舌淡嫩，苔少脉弱或细数。

3. 兼证

心血不足者，心悸、失眠、夜寐多梦；痰湿壅肺者，咳嗽、胸闷、气促。兼瘀者，肌肤甲错，皮色灰暗，舌暗红，边尖有瘀点、瘀斑、脉涩。胃阴虚者，口干咽燥，灼热感，苔剥。

三、辨证论治

关于本病的治疗，根据"损者益之""虚者补之"的原则，结合历代医家的治虚经验，应以补肾为主，健脾养肾为辅。治则为：补肾健脾养肺，活血散结以治皮。方用软皮汤（自拟方）：熟地24g，泽泻10g，丹皮10g，山药30g，茯苓15g，山萸肉12g，阿胶10g（烊化），百合30g，太子参30g。本方以六味地黄丸为主，针对脾肾亏损之病机而设，补肾益精，配伍太子参，护养脾胃，脾肾双补，中下兼顾。虽以中下损为主，但并非忽视上损，故配以阿胶、百合益肺养血以治皮。如心血不足者则加熟枣仁、鸡血藤；胃阴虚者加石斛、金钗；痰湿壅肺加橘络、百部、紫菀、五爪龙；兼瘀者加丹参、牛膝等。补肾益精方面还可以酌情选加鹿角胶、鳖甲血肉有情之品，配合饮食疗法，如田鸡油炖冰糖，沙虫干煮瘦肉，猪肤煮山药、黄芪、百合等质重味厚，填阴塞隙，血肉有情，皆能充养身中形质，即治病法程矣。

甲状腺功能亢进的辨证论治

甲状腺功能亢进症简称甲亢，是以循环中甲状腺激素水平增高为特征的一组疾病，临床以多食、消瘦、怕热、多汗、心悸、急躁、易激动等代谢增高、神经兴奋症状群为主要表现。病因多种，其中以弥漫性甲状腺肿伴甲亢最为常见，约占甲亢中的90%，故本文主要讨论弥漫性甲状腺肿伴甲亢。目前，多数认为本病是一种属于Ⅴ型变态反应的自身免疫性疾病。多于20～40岁发病，以女性多见。男女比例1:（4～6），大多数起病缓慢，病情渐进，常因精神刺激、创伤及感染等应激情况而诱发本病或病情加重。典型的临床表现包括甲状腺激素过多引起的代谢增高和神经兴奋两大症状群以及免疫功能紊乱导致的弥漫性甲状腺肿、突眼和局限性黏液性水肿等征象。

中医虽无甲亢相对应的病名，但因中医称甲状腺肿为瘿病，故常常把本病亦归入中医瘿病的范围。然而，据其临床症状特点来看，似还涉及到中医之心悸、不寐、郁证、汗证、痰证、虚劳等内伤杂病的范围。盖古人有"痰为百病之母"，"痰生百病"，"百病多为痰作祟"之说法，朱丹溪更是强调杂病论治以气血痰郁为纲。根据本病弥漫性甲状腺肿伴甲亢这一主要病理特征，结合历代医家有关瘿病及痰证的论述，以及程氏消瘰丸的组方用意的启示，参以自己的临床机会，我认为辨治甲亢主要应从痰论治。

一、病因病机

本病的病因病机，多为先天禀赋不足，后天失调，或兼情志刺激，内伤饮食，或疾病失治误治或病后失养，导致人体阴阳气血失和、脏腑功能失调所造成。根据本病的主要临床表现，所涉及的脏腑虽多，但其证候特点仍属实虚错杂、本虚标实。本虚多为阴虚，渐至气阴两虚为主，故见形休消瘦、乏力、多食易饥、畏热多汗、手颤、舌红少苔、脉细数等症；标实则为痰凝气结，郁久化火而表现精神、神经症状，如精神紧张、惊惕、健忘、失眠、烦躁易怒、多语多动等症，从而形成气阴两虚、痰瘀阻络之虚实错杂、本虚标实之证。

二、辨证论治

根据以上的病因病机，对于本病的治疗应以益气养阴、化痰散结为主。故用生脉散合消瘰丸加减化裁。

基本方：太子参30g，麦冬10g，五味子6g，山慈菇10g，浙贝母10g，玄参15g，生牡蛎30g，白芍15g，甘草5g。方中用生脉散益气养阴以治其本；配合程氏消瘰丸（玄参、浙贝母、生牡蛎）以祛痰清热、软坚散结，白芍、甘草滋阴和中。山慈菇功能祛痰散结，余治甲亢必用之。

加减法：肝气郁结者宜疏肝解郁合四逆散柴胡、白芍、枳壳等；心悸心烦失眠梦多者宜养心安神选加熟枣仁、夜交藤、柏子仁、远志等；烦躁易怒、惊惕健忘者配合用脏躁方之麦芽、大枣等；汗多者加浮小麦、糯稻根等；手颤者重用白芍、甘草或配合养血熄风用鸡血藤、钩藤、首乌等；突眼者加白蒺藜、菊花、枸杞子等；胃阴虚者加石斛、山药、麦冬等；气虚较甚者加黄芪、白术、茯苓、五爪龙等；肾虚者合用二至丸或加菟丝子、楮实子、山萸肉、补骨脂等。

合并症的处理：甲亢合并肝炎者合用四君子汤加珍珠草、黄皮树叶等；甲亢伴贫血者在原方基础上酌加养血之品如首乌、黄精、熟地、阿胶等；合并重症肌无力者则在重用补中益气汤的基础上配伍玄参、浙贝母、牡蛎、山慈菇等祛痰散结之品；合并糖尿病者宜在原方基础上合用六味地黄丸并重用山药、仙鹤草、玉米须等；合并闭经者在原方基础上选加王不留行、晚蚕砂、牛膝、益母草等通经药。慢性甲亢性肌病见肌肉萎缩者重用黄芪、党参、白术、五爪龙、鸡血藤、千斤拔等；甲亢性肢体麻痹者合用桂枝黄芪五物汤或加威灵仙、豨莶草、木瓜、老桑枝、桑寄生等。由于甲亢属自身免疫性疾病，病情顽固，容易复发，因此，治疗必须持之以恒，临床治愈后仍需坚持服药半年，以防复发。对于已经服用抗甲状腺药物的患者，应在中药显效以后才开始逐渐减量，切勿骤然停药。对于出现甲亢危象的患者则应及时采取抢救措施，综合处理。

避免诱发因素：甲亢的发病虽然与遗传和自身免疫等因素有关，但是否出现甲亢的症状还和一些诱发因素有关，如感染、精神刺激、外伤、过度疲劳等。因此，应帮助患者注意保持精神愉快，以防情志所伤，说服家人对患者予以理解和谦让，避免患者情绪波动。慎起居、避风寒，预防感冒，避免过劳。饮食上宜多吃高营养食物和蔬菜、水果、少吃辛辣食物和含碘多的食品如海带、海虾、海鱼等，少喝浓茶、咖啡、不吸烟、不饮酒。

黄疸的治疗体会

黄疸的论治，在中医学的宝库中，内容甚丰，但在近年会诊一些黄疸患者的过程中，发现有些医院，着重辨病而忽视辨证。黄疸指数一高便重用茵陈、栀子、大黄、虎杖等。诚然，急重症肝炎引发的黄疸，往往需要大剂清热解毒才能解决，但不能只看验单而忽视辨证论治。在会诊中，就有这样的情况，有一患者，体质素差，有胃病史，黄疸已月余，住院期间服用大剂茵陈蒿汤加味：茵陈60g，栀子15g……，但黄疸指数还在120U上下！会诊时，诊其面色黄而欠光亮，消瘦，皮肤痒甚，胃纳差，大便条状色略黑不黄亦不白，舌嫩苔润，脉弦不任重按，是邪未退而脾胃已伤！处方以四君子汤以扶其脾胃，选用味带芳香之土茵陈15g及兼能散瘀消肿之田基黄15g以退黄，佐郁金以利肝胆，服后纳增痒减。后因输液反应及饮食不当而呕吐，继而消化道出血，医院为之输血并邀再诊，急予西洋参12g炖服（血脱益气之法），仍予健脾为主退黄为辅并加止血之药以治之。守方加减，黄疸消退而病愈。

目前杂志文章多倾向于用固定之方治疗多少百例，疗效多少为满足，忽略讨论中医之理论与辨证。大批病例之统计以说明中医药治疗之效果，这是很需要的。过去对中医中药的疗效缺乏统计学的处理，没有能说服人的数据，是我们之短，但取长补短，不能丢掉原有之所长。应对理法方药、辨证论治加以论述，使人读后知所运用。

近来有人反对"医案"这一形式，认为这是落后的方法。其实自宋元明清以来，不少名医医案是临床医生不可少的参考书，直至今天仍可以看作是大学毕业之后的临床教材。例如叶天士《临证指南·疸》蒋式玉的按语就很值得一读。又如吴鞠通在《温病条辨》的疸论中，能从前人的医案中抽丝剥茧，上升为理与法，功不可没。吴氏之论，至今对后人还是很有启发的。吴氏自注："以黄疸一证而言，《金匮》有辨证三十五条，出治一十二方，先审黄之必发不发，在于小便之利与不利，疸之易治难治，在于口之渴与不渴，再察瘀热入胃之因，或因外并，或因内发，或因食谷，或因醋酒，或因劳色，有随经蓄血，入水黄汗，上盛者一身尽热，下郁者小便为难，又有表虚里虚，热除作哕，火劫致黄。知病有不一之因，故治有不紊之法：于是脉弦胁痛，少阳未罢，仍主以和；渴饮水浆，阳明化燥，急当泻热；湿在上，以辛散，以风胜；湿在下，以苦泄，以淡渗；如狂蓄血，势以必攻；汗后溺白，自宜投补；酒客多蕴热，先用清中，加之分利，后必顾其脾阳；女劳有秽浊，始以解毒，继以滑窍，终当峻补真阴；表虚者实卫，里虚者建中，入水火劫，以及治逆变证，各立方论，以为后学津梁。至寒湿在里之治，阳明篇中，惟见一则，不出方论，指人以寒湿中求之，盖脾本畏木而喜风燥，制水而恶寒湿。今阴黄一证，寒湿相搏，例如卑监之土，须暴风日之阳，纯阴之病，疗以辛热无疑，方虽不出，法已显然。奈丹溪云：不必分五疸，总是如安盦酱相似。以为得治黄之扼要，殊不知以之治阳黄，犹嫌其混，以之治阴黄，恶乎可哉！喻嘉言于阴黄一证，竟谓仲景方论亡失，恍若无所循从，惟罗谦甫具有卓识，力辨阴阳，遵仲景寒温之旨，出茵陈四逆汤之治。瑭于阴黄一证，究心有年，悉用罗氏法而化裁之，无不应手取效。间有始寒湿从太阳寒水之化，继因其人阳气尚未十分衰败，得燥热药数帖，阳明转燥金之化而为阳证者，即从阳黄例治之。"从上述这段文字可见，吴鞠通既虚心向前人学习，但又不拘泥于前人的经验，能深入研究前人的医案，并结合自己的临床实践提炼出理与法，总结出方与药，这实是难能可贵。

兹就个人经验，简单介绍几例医案如下：

例1　邓某，男，38岁，推销员。患者4个多月前开始发现目黄、身黄、小便黄，伴疲乏、纳减，右胁部疼痛，黄染迅速加深，症状日益增剧，遂于香港某医院留医，诊断为黄疸性肝炎，经用西药（初为护肝药，后加用激素）治疗1个多月后，病情曾一度好转，黄疸基本消退，谷丙转氨酶由760U降至180U。但后来病情又加重。见黄疸加深，疲乏，右胁痛等症状加剧，胃纳极差，每餐只能食二三匙饭，肝功能检查提示肝损害加重，1周前已停用激素。遂于1978年8月25日返穗求医。27日初诊，患者皮肤中度黄染，面色黄而暗晦无华，满月脸。唇红、舌黯、苔白厚，中心微黄，脉滑缓。肝大肋下2.5cm，质中等，压痛（＋）；麝浊2U，麝絮（－），锌浊12U，谷丙转氨酶463U，HBsAg阴性，尿胆原阳性，胆红素阳性，血红蛋白104g/L，红细胞3.8×10^{12}/L，白细胞8.7×10^{9}/L，中性粒细胞0.59，淋巴细胞0.36；B型超声波示：肝上界第五肋骨间，剑突下4.5cm，肋下2cm，肝厚11cm，脾厚4cm，肋下未触及，肝内稀疏平段波，脾内较密微小波，胆囊排泄功能好。诊断：活动性肝炎合并胆道感染。处方：金钱草、黄皮树寄生各30g，田基黄、土茵陈、麦芽各24g，郁金9g，茯苓、白术各15g，甘草6g。每日1剂，共服15天，第7天加用茜根9g，停用一切西药。1978年9月10日二诊：黄疸消退，面色稍华，惟胃纳仍差，肝区仍痛，并见左胸胁部时痛，舌嫩，部分色黯，苔白润，脉细缓。处方：金钱草、黄皮树寄生各30g，白术、茯苓各18g，广木香5g（后下），甘草3g，郁金、茜根各9g，麦芽24g，田基黄18g。每日1剂，共服28剂，第14剂后田基黄减为10g。1978年10月8日三诊：黄疸基本退去，胃纳增加，满月脸亦基本消失，面色转华，舌嫩红，有瘀点，脉细稍涩。按上方（田基黄10g）加太子参20g（共服7天）。10月15日四诊：症状消失，惟时觉胸闷。10月16日肝功能麝浊2U（阴性），锌浊12U，谷丙转氨酶正常，尿三胆均阴性，尿常规正常。舌嫩红，瘀点退，苔白薄，脉细寸弱。处方：太子参、白术各25g，丹参、麦芽各15g，茯苓、金钱草各18g，广木香5g（后下），郁金9g，黄皮树寄生24g，甘草3g，共服27剂。12月12日五诊：仍觉胸闷，肝区稍觉胀。12月肝功检查谷丙转氨酶（阴性）、麝浊2U、麝絮（阴性），HBsAg阴性。舌红、苔白，脉缓稍虚。处以第一方：金钱草、茯苓各18g，茜根9g，乌豆衣15g，黄皮树寄生24g，太子参30g，山药12g，甘草5g，麦芽20g，大枣4枚，2剂。第二方：太子参、桑寄生、黑豆衣各30g，首乌24g，茯苓、白术各15g，山药、玉竹各12g，郁金9g，麦芽20g，甘草3g，5剂。以后以第2方加减善后，服药1月余以巩固疗效。追踪十余年，病未见复发。

例2 陈某，男，22岁，学生。患者自6~8岁不时上腹疼痛发黄，发作频频，以后数月到数年发作1次不等。1954年10月（19岁）发作入某医院，诊断为胆石症，进行胆囊摘除手术，术后痊愈出院。1年后复发，某医院X线检查诊断为胆管结石，拟再行手术治疗。1956年12月7日经另一医院X线检查诊断与前同，采用保守疗法，1年曾3次发作。症状为上腹疼痛，发热呕吐，巩膜及皮肤发黄。第2次发作时曾诊断为胆管周围炎，再用保守疗法，经11天治疗，出院后3天又再复发，比前次疼痛，故又疑为胆石症，拟剖腹探查，患者阴历年出院后，没去医院进行手术。1957年2月5日来诊时，症见腹部时痛，巩膜黄，小便深黄，腹泻，消化不佳，脉滑任按，舌质深红，苔白，两颧赤色，鼻梁色微青，唇红，症脉俱实，此中医所谓阳黄，治以清热疏肝活血为主。处方：郁金、五灵脂、白芍各12g，柴胡、枳壳各9g，桃仁、蒲黄、当归尾各6g，绵茵陈24g。服药后肠鸣腹痛，小便更黄，大便溏黄中带黑，每天二三次，每次量不多。6日再服，服后腹中不适减少，精神较好，胃口好，大便有时结硬。9日再诊，照方白芍改为赤芍、白芍各

9g。服后腹中无痛，巩膜黄色渐退，小便清，大便正常，胃口好，精神好，症状已消失，但感力气不足。2 月 19 日病又复发，20 日痛甚，22日处方如下：绵茵陈 30g，山栀子、延胡索、柴胡、赤芍各 9g，五灵脂、蒲黄、郁金各 12g，黄芩、桃仁各 6g。服后痛不再发展，继服 2剂，病势减退，基本痊愈。25 日再诊，已无任何症状，再方以善后，处方：首乌、白芍各 12g，蕤仁肉 8g，绵茵陈 18g，五灵脂、柴胡、郁金各 9g，枳壳 6g，每隔 3 天服 1 剂，10 多天后停服，以后每月服几剂，追踪 2 年未复发。

例3 简某，30 岁，教师。患胆石症，经 1972 年手术治疗，至1973 年 5 月胆绞痛又再发作，巩膜黄染，肝功能改变。从 5 月至 9 月发作 7 次（牵拉样痛）。医院建议再一次手术治疗，未做。于 1973 年 11月 4 日来诊。症见胆区钝痛，每天早上 10 时、下午 5 时左右其痛必增，舌黯苔白，舌边齿印，脉稍滑。治则：疏肝利胆活血。处方：太子参、白芍各 12g，柴胡、郁金各 9g，金钱草 24g，蒲黄、五灵脂各 6g，甘草5g，服 12 剂。11 月再诊病减，未见大发作，舌稍红活，齿印明显，脉缓滑。治守前法，处方：金钱草 30g，太子参 15g，柴胡、郁金各 9g，白芍 12g，蒲黄、五灵脂各 6g，甘草 5g。服上药 10 剂后已无痛，稍见口干，加白芍 18g，以后每周服二三剂至 1974 年 3 月已能上班工作。服之日久，曾出现贫血，乃减去蒲黄、五灵脂，加首乌，金钱草亦减量，或予四君子汤加味以健脾间服。至今已 20 余年，据患者说已能掌握什么情况服攻、补之剂，并曾介绍该药方给其同类病症之友服用，均能取效云云。

例4 蒙某，男，35 岁，干部。1968 年患胆囊炎，经常急性发作，疼痛，呕吐，发黄，约每月发作二三次，大发作时痛十天八天，少则痛几天。多发于饮食不注意或疲劳之后，发黄，腹痛，舌红、苔浊，脉弦数。处方：柴胡、郁金各 9g，金钱草 30g，蒲黄、五灵脂、甘草各 5g，太子参12g，百部3g，黄皮树寄生24g，共服30剂，1978年3月14日来诊云：经上述治疗后1976年、1977每年只有较轻疼痛发作二三次。基本治愈。

以上数案之诊治，均不同于古法，实受启发于吴鞠通之疟论也。

祛瘀法的应用

祛瘀法是中医独具特色的疗法与理论之一，此法源于汉代，发扬于晚清，现代更有新的发展。

"瘀"是血流阻滞，蓄积于脉道之内外。血瘀的形成过程，一般是血已离经，未出体外，停滞于内。如跌打损伤，或因病处理不当，或月经、产后致络脉受伤等均可继发血瘀之证。值得强调的是，气为血帅，气分受病亦会引致血瘀之证。如因病气郁或气滞，使血行受阻，乃致血瘀；更有由于气虚，推动血行乏力，血行不畅，渐致血瘀；前者纯属实证，后者为虚中夹实证。此外，邪热入营入血，或湿热、痰火阻遏脉络不通，均可导致血瘀之证。

可见，引起血瘀的病证甚为广泛，跌打损伤、温热病以至临床各科疾病都有血瘀之证，用祛瘀法治疗，往往能收到良好的效果。

《内经》时代对"瘀"与"祛瘀"的认识还浅，没有直接系统的论述。汉代对瘀血的辨证治法有所创立。特别是《伤寒论》与《金匮要略》，有些可贵的经验与理论沿用至今。例如治疗蓄血证的桃仁承气汤与抵当汤，治疗癥病的桂枝茯苓丸，治疗产后腹痛的下瘀血汤，治疗疟疾的鳖甲煎汤，治血痹虚劳的大黄䗪虫丸，治疗肠痈的大黄牡丹皮汤等，都是沿用至今有效的祛瘀方剂。

其中，桃仁承气汤伤科用得比较多，早在20世纪70年代，我校西中班学员，用桃仁承气汤治疗5例胸椎骨折早期，取得较好的疗效。在治疗中根据患者的体质和血瘀的轻重程度，适当调整药量，服药后5例均可引起明显的腹泻，泻出暗棕色稀便，症状随之减轻，一般服2剂后，暗棕色稀便可以泻清，此时持续性剧烈疼痛、腹胀、尿闭、便秘等症状也得解除。例如一男性工人，因工作不慎，从4米高处跌落在地，入院时疼痛剧烈，腹胀，尿闭，便秘等，经X线照片，确诊胸11腰3为压缩性骨折，治疗稍加重桃仁承气汤的分量，服2剂后，上述症状全部解除，祛瘀生新，为骨折的治愈创造了有利条件。

桂枝茯苓丸，我喜用来治疗子宫肌瘤。一般早期多用汤剂，待病情得以控制，肌瘤缩小后，合失笑散制成丸剂慢慢图治，多能获愈。

大黄牡丹皮汤治疗急性阑尾炎确有良效，我在临床中屡用屡效，虽说此方以泄下攻邪为主，但方中的大黄、桃仁、丹皮，皆兼有活血祛瘀之功效，这就是此方高明之处，在泄下攻邪、清热的同时，更兼有消肿散结，防止肠痈病灶血瘀郁结，败血成脓。关于运用此方治疗急性阑尾炎，将另有章节阐述，故不多赘。

鳖甲煎丸对于疟疾脾肿大有效，亦有用于肝病而至肝脾肿大者。我治疗早期肝硬化的"软肝煎"，实受鳖甲煎丸的启发。

汉代以后，祛瘀法的研究续有发明，至清代王清任而大为发展，他继承前人的成就，结合自己的临床经验，总结出一套有效的治疗的理论与方剂。他治学严谨，他说："医家立言著书，心存济世者，乃良善之心也。必须亲治其证，屡验方法，万无一失，方可传与后人，若一证不明，留与后人再补，断不可徒取虚名；持才立论，病未经见，揣度立方，倘病不知源，方不对证，是以活人之心，遗作杀人之事。"足见王氏对待著作的态度是非常严肃，这也是我较为推崇王氏的原因之一。

王氏认为很多疾病，尤其是一些难治之证，与瘀血有关，因此治病时强调祛瘀，《医林改错》全书几十张方子，大部分用的是通瘀活血的方剂。他还根据气为血帅的理论，活血往往与理气相联，理气又常与祛瘀结合，特别是在祛瘀方中重用黄芪，是王氏所独创。

兹就个人所知及个人运用王氏方的一些体会介绍如下。

①通窍活血汤　赤芍 3g，桃仁 10g，红花 10g，川芎 7g，生葱 10g，生姜 10g，红枣 7 枚（去核），麝香 0.15g（绢包），用黄酒 250g 将前 7 味煎一小碗去渣，入麝香再煎 3 沸，临卧服。成人一连 3 晚服 3 剂；七八岁小孩两晚服 1 剂，麝香可煎 3 次，再换新的。

主治：头发脱落，眼痛眼红，糟鼻子，耳聋，白癜风，牙疳等头面疾病；此外，还治妇人干痨，男子痨病，小儿疳积等。

笔者用此方法治一脑膜炎后遗症，收到良效。患儿男性，11 岁，5 年前脑膜炎后遗症，癫痫经常发作，至 9 岁即开始有发育征，出阴毛，嘴唇有稀疏的须，身型矮胖，无小孩性格，举动如成人，日饮茶水达 7 茶煲，经治数年未效。曾经针灸治疗，癫痫发作稍减轻，其他症状无改变。余诊其脉沉实而有力，舌诊如常，证无虚象，其病在头，与血瘀有关，因而采用王氏法，予通窍活血汤原方，隔日一服。约 15 天后，痫证发作较轻，饮水减少，服至 50 剂，患者已愿和其他小孩玩耍，恢复小孩征象，体重减少 5kg，并长高。桃仁、红花虽每剂各 10g，而患者精神却日佳，智力逐步发育，能记一些单字（此前因病未上学读书），但癫痫未能完全制止，饮水已减少一半。前后治疗约 1 年，诸症皆愈，独余癫痫，后经精神病院治愈。追踪 10 多年，该患者发育基本正常，已当工人，惟智力稍差于正常人。

又曾用此方治一患颅咽管瘤之男孩（15 岁），症状有所改善，如视力有所提高，但 1 年后 X 线检查肿瘤未见缩小，亦无增大。

②血府逐瘀汤　当归 10g，生地 10g，桃仁 13g，红花 10g，枳壳

7g，柴胡 3g，甘草 3g，桔梗 5g，川芎 5g，牛膝 10g。水煎服。

主治：头痛（无表证、里热证、气虚痰饮等证），胸痛，天亮汗出，心里热，督闷，急躁，夜睡梦多，不安，小儿夜啼，呃逆，干呕，心悸，易怒等。

此方为伤科医生普遍采用。我曾治疗一位被手推车压伤胸部的患者，经其他跌打法治疗十多天，胸痛仍甚，用此方内服，药渣复煎加酒醋各一两热洗痛处，三日后痛消，继服数剂（并加外洗）以巩固疗效。

此方对于顽固性之头痛，失眠，经久治无效，而舌边有瘀点，或见涩脉者，有时能收到意外效果。本方对胸部因于瘀热的证候多属有效。

③少腹逐瘀汤　小茴香 7 粒，干姜 0.7g（炒），延胡索 3g，没药 7g（研），当归 10g，川芎 3g，肉桂 3g，赤芍 7g，蒲黄 10g，五灵脂 7g（炒）。水煎服。

主治：少腹积块疼痛，或积块不疼痛，或疼痛而无积块，少腹胀满，经病崩漏，白带，不孕等病证。

据个人临床体会，本方对于妇科病多种疾病有效，如少腹积块疼痛，或经痛之喜按者，经水过多，或断续淋沥不止者均有效，若用于经水过多，蒲黄应用蒲黄炭。王氏自称本方为"种子安胎第一方"。此方对于月经不调所致的不孕症确有良好的效果，对于附件良性肿块亦有效。该方小茴香可用 5～7g，其他各药亦可稍增其份量。

④补阳还五汤　黄芪 120g，赤芍 5g，川芎 3g，桃仁 3g，红花 3g，当归尾 7g，地龙 3g。水煎服。

主治：半身不遂，口眼歪斜等。

本方对于偏瘫、截瘫等属于气虚有瘀者，效果甚佳。我曾用此方治疗各种脑血管意外后遗症之偏瘫者，都有不同程度的疗效，有恢复五成的，也有恢复八九成的。曾治一例严重截瘫女子，后能不用扶杖跛行，恢复工作，结婚后产一子。该女子姓曾，时年 22 岁，就诊时已截瘫卧床半年，两腿消瘦，自膝下只余皮包骨头，需人推扶起坐，坐亦不能久，面目虚浮，月经3月未行，唇舌色暗，苔白，脉细涩。乃予补阳还五汤，黄芪用120g，家人见方，初不敢服，后试配半剂，服后月经得通，始有信心，连服10多剂。二诊时自觉精神较好，月经已净，腰部稍有力。再开处方为：黄芪200g，全当归30g，川芎10g，赤芍13g，桃仁13g，红花5g，地龙10g，桂枝10g，黑老虎13g。水煎服。该方服10剂后，已能自动起坐，胃纳甚佳，面色无虚浮而转红活，上半身转胖，腿肉稍长。照方再服10多剂，能下床稍站一会。嘱其注意锻炼学站，进而扶双拐杖学步。照上方加减，服药8个多月，并经艰苦锻炼，已能扶一拐杖缓慢行进。1年多后参加教学工作，已能丢掉手杖跛行。

⑤开骨散加黄芪　当归30g，川芎15g，龟板15g，血余1团烧炭，黄芪120g，水煎服。

主治：难产。

我曾用此方配合针灸治死胎1例：陈某，妊娠8个月，胎动消失7天入院。诊断为过期流产。入院后未用其他方法治疗。诊其舌淡嫩苔薄白有剥苔，脉大而数，重按无力。根据舌象脉象分析，舌嫩苔剥是津液受损，脉数大无力是气分不足，脉舌合参属气津两虚。问诊知其妊娠反应较甚，呕吐剧烈，致伤津耗气。但胎死腹中属实证，是病实而体虚。考虑不宜纯用攻法。乃治以养津活血行气润下，另针刺足三里、合谷等穴以配合治疗，连用2天，腹中动静全无！寻思试用前人之法，予平胃散加味如何？2剂无效！改用脱花煎1剂，仍无效！连用数方攻之不动，可见孕妇正气虚败，宫缩不能无力祛邪（死胎）外出，于是改用补气活血法，但又因用药份量不足而未效，至此，决心重用黄芪合开骨散治之，药用：黄芪120g，当归30g，川芎15g，血余炭9g，龟板24g（缺药），煎服。下午4时许服药，6时许开始宫缩（约10～20min1次）。晚上8时加用按摩针灸。先指按三焦俞、肾俞以行三焦之气，但按摩后，宫缩反而减弱减慢。改用艾灸足三里这一强壮穴以增强体力，灸后宫缩随之加强，约 10min1 次，收缩较有力，灸半小时停灸。继用针刺中极穴，每 2～3min 捻转 1 次，针后每 1～3min 宫缩 1 次，宫缩甚为有力，共针 15min，停止针灸治疗，是夜 11 时，死胎产下，为脐带缠颈的死胎。

开骨散是从宋代龟甲汤（治产难及胎死腹中）加川芎而成。明代又名加味芎归汤。此方重用当归、川芎以行血，龟板潜降，血余炭引经而止血，本方不用攻下药和破血药，故明代以后多以治产难。清代王清任认为本方治产难有效有无效，缘只着重于养血活血，忽视补气行气，故主张在开骨散的基础上，重用黄芪以补气行气，使本方更臻完善而疗效高。

王清任这一学说，对后世影响颇大，如近代名医张锡纯，在其《医学衷中参西录》中一再运用祛瘀法以治疗多种疾病，例如对于肺结核病，除了重视补气养阴之外，喜用祛瘀药，他的十全育珍汤（党参 13g，黄芪 13g，山药 13g，知母 13g，玄参 7g，生龙骨 13g，生牡蛎 13g，丹参 7g，三棱 5g，莪术 5g），10 味药中就用了丹参、三棱、莪术等三味活血祛瘀药。笔者解放前治肺结核，多仿张氏法，用三棱、莪术等祛瘀药于治肺药中，有一定疗效。又如，张氏治肢体疼痛，多认为与气血郁滞有关，方用活络效灵丹（当归 15g，丹参 15g，乳香 15g，没药 15g），我用治腰腿痛多见效。曾治一坐骨神经痛之妇女，每夜痛甚至呼叫不已，诊其脉弦稍数，舌质红，为血瘀兼热所致。乃予当归 13g，丹参 15g，乳香 7g，没药 7g，加生地 25g，赤芍 15g，白芍 15g，甘草 7g。7 剂痛全止。继服数剂善后，至今 10 多年未见复发。

解放后，对活血祛瘀研究十分重视，祛瘀法用以治疗多种较为难治的疾病，如硬皮病、烧伤瘢痕疙瘩、血栓闭塞性脉管炎、肠黏连、脑血管意外后遗症、冠心病、急腹症、宫外孕、子宫颈癌等，都取得可喜的成绩。我认为更值得注意的是，根据前辈介绍，王清任治疗天花病的通经逐瘀汤等六张方子，用之往往生效。六方中除了保元化滞一方只用黄芪滑石之外，其余各方都以祛瘀或补气祛瘀为宗旨。天花是病毒性疾病，虽然新中国已消灭了天花病，但祛瘀可以治疗病毒性疾病，却给我们以很大的启示。此外，如膈下逐瘀汤治疗腹部瘀热作痛或有积块；身痛逐瘀汤治疗关节疼痛；癫狂梦醒汤治疗精神病；龙马自来丹与黄芪赤风汤治疗癫痫，等等，都给我们一定的启发。但亦应注意用之得当，不能滥用，孕妇及血虚证无瘀血者禁用。有些血瘀证久用祛瘀药虽然也没有副作用，但如用药剂量过大，或用之过久，也可能出现贫血之类的问题。笔者曾用疏肝利胆药加五灵脂、蒲黄以治疗一例慢性总胆管炎（胆囊已摘除）患者，症状大为好转，但服药一二月后，血色素、红细胞及血小板等都降低，于是停用蒲黄、五灵脂，稍加养血药而得到纠正。

诊 余 医 话

止　痛

疼痛的出现，特别是疼痛较剧时，如能掌握一些简易疗法，不但可减轻患者的痛苦，争得治疗时间，有时还能解除疼痛，把病治愈，尤其是在远离医院、手头上又无针药的情况下，更显其优越性和重要性。现就个人的一些经验与体会作简单介绍。

一、胃痛

对于胃脘痛发作及一些上腹部疼痛，我喜欢指压肩井穴以缓解之。

曾会诊一张姓军队高级干部，其胃溃疡10余年，1972年初入某院治疗，经X线钡透拍片检查，发现胃小弯距贲门约2cm处有一1.1cm×1.6cm椭圆形龛影，深约0.9cm，似穿透至浆膜下层，与前片相比，溃疡病有所发展，医院主张及时手术治疗。但患者不愿做手术，要求中医会诊，会诊时患者胃痛较剧，卧床呻吟，情绪低落，对治疗失去信心。余见此病状，首先为患者施行按摩手法，一手点按肩井穴，一手在胃脘部轻按推揉，约半小时后患者胃痛减缓，随后按中医辨证处方遣药。共住院46天，龛影消失出院。出院后续服中药数月，以后数年断断续续服中药，追踪5年，每年定期做X线拍片检查，溃疡未见复发。

此例溃疡的治愈虽离不开药物治疗，但指压按摩肩井穴一法功不可没，胃痛的缓解，使患者坚定中医治疗的信心，坚持配合治疗，故能取效。我的硕士研究生杜少辉医师在深圳市中医院主持急诊室工作，亦用此法缓解过多例胃痉挛胃腹痛的急症患者，并喜云此法成了他常规疗法之一。

二、腹痛

小儿因消化不良食滞腹痛很常见，我的长孙曾因食滞腹痛，呻吟难忍，我令其叔（二儿）给他捏脊，捏脊完，放了几个响屁，便要排便，排便完后，腹痛治愈，并未用过任何药物。

捏脊疗法治疗腹痛，最早见于《肘后备急方·治卒腹痛第九》，其云，"拈取其脊骨皮，深取痛引之，从龟尾至项乃止。"捏脊疗法对小儿多种疾病有效，尤其是对消化系统有良效，儿科医生不可不知。此法于 20 世纪 50 年代发掘于北京之捏积世家——捏积冯。此法专治疳积故名捏积，冯姓合家世代都以此为业，故称捏积冯。他们除了捏脊之外，还给患者药散 1 包。后经中医研究院派人从旁研究，始知其作用全靠捏脊，故更其名为捏脊法。捏积冯的方法是：使患儿俯卧于其母腿膝之上，露儿脊背，医者两手食指相对，曲按于尾骶部，以脊突为中线，一边往上推，一边用两拇指向后捏起其脊上之皮，两拇指轮番按向脊椎棘突并捏起皮肤一步一步向颈椎方向捏行，至大椎穴止，如是反复共捏 3 次；从第 4 次起，拇指每捏前 2 步，拇食 4 指捏紧脊皮用力上提（上提时或有响声，是好现象不是坏事），如是 2 步一提直至大椎穴止，反复捏提共 3 次；最后以 2 拇指按于左右肾俞穴处向外分抹 3 次，全部捏脊过程便已完毕。每天 1 次，连做 6 天为 1 个疗程，1 个月只做 1 个疗程。

60 年代我院与解放军 157 医院共同进行脾胃学说之研究，用捏脊法治疗婴幼儿营养不良（疳积），取得很好的疗效，捏脊后多数患儿精神、食欲、低热、大便均有好转（腹泻者止泻，便秘者通便），体重增加。研究发现，治疗后多数病儿的胃排空时间缩短，胃液酸度与酶活性均提高，血白细胞增加 14.6% ~ 40%，分类以嗜中性粒细胞的增加为明显，其对金黄色葡萄球菌的吞噬率增加 0.5 ~ 1.5 倍，吞噬指数提高 0.2 ~ 16.7 倍。

我认为，捏脊法所捏过之处包括督脉及其左右之足太阳膀胱经，功能调五脏六腑而补脾胃，脾胃为气血之海，生化之源，捏脊能使患儿之脾胃健旺，饮食增加，运化正常，"四季脾旺不受邪"，故能提高免疫功能，对幼儿的治疗和预防都有一定作用。捏脊法的推广普及，将有很积极意义，故我在很多场合都讲授此法。我一西学中学员，学习此法后，因其儿子半夜高热，又逢屋外下着倾盘大雨，难以送院，正焦急之际，猛然想起捏脊之法可提高免疫功能，便对其儿施行捏脊，并在胸脊段加强捏脊，多捏七八次，捏后其儿微汗出，渐能安睡，第2天体温竟然降至正常。此后该学员在临床上对捏脊退热做了较细致的观察和研究，并发现捏脊能改善血象，能使白细胞偏低者提高，其偏高者降低。并写成论文让我审阅，后发表于某一医学杂志。我觉得这样学中医很好，能学有所成。

三、头痛

头痛作为一种症状，临床各科均可遇见。除了一些急危重症之外，我觉得运用"开天门"的按摩手法治疗头痛不失为一种有利无弊的疗法。此法可分为3个步骤完成。第1步：采坐姿，自然放松，医者站于病者前方，一手扶托患者头部后枕，另一手用拇指在病者眉心印堂穴点揉四五下，然后沿督脉路线，向上向后逆督脉推按至后脑之风府穴，如是反复点揉推按7次。第2步：双手拇指同时并按在病者前额中央，其余4指贴按在左右颞侧，然后用拇指分左右横抹患者前额至发际。如是者亦反复7次。第3步：双拇指并按印堂穴，沿双侧眉棱骨之上缘，分左右横抹至太阳穴，在太阳穴点揉四五下，然后转换中指从鬓角入发际经颞部绕耳背向后推至风池穴，在风池穴点揉四五下，如是者亦反复7次。以上3个步骤为"开天门"的手法。无论外感或杂病头痛，经此手法治疗，都能不同程度减轻或缓解。

我小孙 6 岁那年，曾因外感发热致头痛，在床上唉呀乱叫，我让其父给他"开天门"，开始时有所抗拒，后渐渐安静下来，不再呻吟，再服几帖中药，病也就好了。以后他凡觉头痛不适，就主动要求我们给他"开天门"，即使手法重些，他亦愿意接受。

"开天门"不但能治头痛，而且还能退热。1984 年 6 月，在去长沙参加"马王堆医书研究第二次学术讨论会"的列车上，傍晚时分，列车广播：寻找医生，要求诊治一名高热女童。到诊时，女童约 10 岁，昏睡枕卧在其母大腿上，起病之由是上午该女童把头伸出车窗外看风景，迎头撞风约 1 个多小时，10 时许觉头痛不适，中午开始发热，加上周围环境酷热（当时车箱内气温达 30℃），致使女孩高热难退。列车医务室的退热药已全用过（如阿斯匹林、十滴水等），病情不见好转，反见其精神渐差，昏睡不起。当时呼之懒应，其额发热烫手，其舌红，苔白津干，其脉浮数。此为外感风热，风火相煽所至。观其药已反复用过未效，又没有其他医生前来诊治，遂嘱随我同行的儿子给她开天门，外加曲池、合谷点穴按摩，施行手法约 20 来分钟，见其汗出乃止。并嘱其父母慎避风邪，以观后效。晚上 9 时多前往探视，病孩高热渐退，已能坐起与其父母交谈，要求喝水进食，此乃胃气已复，病转向愈。10 时许再探视时，该女孩已安睡，其额已无发热烫手之感。第 2 天早上到达长沙终点站时，其父前来致谢，诉说其女精神已恢复，体温已正常，惟前额肿起 1 个小包疙瘩，询问是否有问题。余告知此乃因手法过重所致，过几天便能消退，为慎重起见，下车后可前往医院进一步诊治以巩固疗效。

四、落枕

落枕一病，特别是急性发作时，给人很大的痛苦，令人坐卧不宁。我认为治之之法，首选按摩。可先在病者的颈肩部患侧用拇指指肚或大小鱼际部做上下来回较大面积的推按摩擦，手法宜轻，动作要柔和，务使患侧肩颈部的皮肤潮红有热感，此为第1步，意在促进患部的血液循环，活跃经气。第2步是在患部寻找痛点，落枕之人，在患处必有1个或数个痛点，痛点之下多有筋结，是由于风寒湿热瘀等诸因素，痹阻经脉，肌肉痉挛收缩而致，筋结形成，必产生痛点，出现疼痛。当寻找到痛点后，便对痛点下的筋结用手指进行提拉弹拨，点揉推按，各种手法可交替进行，由轻渐重，再由重转轻，施行手法时间视病情轻重而定，务使其筋结变软松解，疼痛消失。第3步是收功手法，可用掌背抽拍患侧肩颈背部，此法可与第1步的手法相结合，交替各做二三次便可收功。施治此法，须讲及时，一病即治，其效神速。

我院一中年教师曾患落枕，因前1天晚上休息不好，第2天起床便觉右侧肩颈部疼痛不适，前往卫生所诊治，予去痛片、消炎痛及注射VitB$_1$、VitB$_{12}$等处理，但症状未见缓解，反越痛越剧，头颈部活动受限，遂上门找余要求中药治疗。到诊时，见其头颈向右侧歪，左手搭肩扶颈，颈肩上贴满镇痛膏，其状甚为痛苦。余边安慰边给他施行上述手法，由轻至重，大约半小时，其疼痛缓解，头颈部转动自如，于是要求再处一方给他，余答曰，病痛已除，只要慎避风寒，无须服药，遂高兴而去。追踪1周，病无复发。

五、腰痛

腰部闪扭导致腰痛是骨伤科最常见之病种之一。拨正疗法甚为有效，此法源于中医的推拿复位术，经过解剖学等知识总结和提高，很值得推广，我建议骨伤科医生都应学习和掌握此疗法。我曾不慎扭伤腰部，出现腰腿痛，卧床数天，经服药、推拿、外洗、敷贴等处理，腰痛有所缓解，但腿痛不减。下地行走，须猫着腰，曲着腿跛行，苦不堪言。后被《健康报》一女记者运用拨正疗法，1次治愈。

此外，针刺放血治疗急性腰扭伤亦甚有效。我的博士研究生行将参加毕业论文答辩时，不幸扭伤了腰，又在空调较冷的环境下开会 3 小时，致腰痛甚。请正骨大夫诊治，不采用中医疗法而主张用封闭疗法，患者不愿意，由另一中医用按摩法治疗不效，终于接受另一位医生用封闭加按摩治疗。凡更三医而腰痛更甚！卧床不起，翻身都十分困难。更惨的是腰肌间歇性掣痛，其痛如割，从卧室到洗手间，由人搀扶加柱拐棍，走了 20 多分钟！我十分焦急，要求答辩推迟 6 天，但这样的病情，5 天能治好？5 天不愈只能延期毕业了！第 2 天我想到针灸学教授靳瑞同志，请他诊治。这已是第 4 诊：选针人中一穴，进针后行泻法，令患者伸动双腿，并逐步稍加大腰腹转动幅度。本来不易伸直的脚伸直了，腰部掣痛减轻了。术毕出针后患者已能缓慢地翻身。第 2 天可以起床，于室内扶杖缓行。隔日再请靳教授为之施针。靳教授令患者扶门站立，刺右侧委中穴放血，刺中拔针，血射如注，约五六毫升，按压止血后，令患者做提腿、转腰等动作约数分钟，卧于床上再针左侧阳陵泉一穴。前后 3 天治疗 2 次，只针三穴。患者第 4 天已能下楼行走，按原定日期完成费时 1 个上午的论文答辩，我乃如释重负！这一病例生动地说明，我们有些中医舍己之长，拾人之短，结果不但无效，反使病情加重。甚至由此得出中医不能治急症重症的错误结论！患者的妻子是西医，目睹治疗经过及其效果，她说："中医简直太神了！"这是由衷之言，她深知西医对此病的治法及其效果，决不能与靳教授的治疗相媲美。3 天来我亦为之处方：①桂枝汤（上午服）；②张锡纯氏活络效灵丹加味（下午服），各 3 剂，但只起配合作用耳，立杆见影者针术也。

止　血

出血，特别是大出血，如不及时止血，将有生命危险。急则治其标，治标止血此时占有相当重要的地位，能救人于倾刻，达留人治病的目的。个人常用之止血法，有以下几种。

一、吐血、咯血

（1）用 5 岁以下之健康男孩之中段尿，送服止血散 1～3g。

（2）用梅花针叩击人迎穴，以人迎穴为中心，叩击周围直径 1 寸至寸半（同身寸计），从中心开始圆周扩大；左右各叩击 1～3min，每天 1～3 次。

（3）辨证用药以治其本。

我曾用上法救活过肺病大咯血及胃病大吐血之患者均效。

在 20 世纪 70 年代于农村带教巡回医疗期间，曾遇一老翁肺结核空洞型大咯血，到诊时见其被家人搀扶撑卧床边，不时大口地咯血，面色蜡黄，无神无气，遂急取其孙子童便 1 杯，冲服止血散并唤其家人急到镇上买小缝衣针 1 包，制成梅花针叩击人迎穴，双侧穴位轮流叩击，1日 4 次。渐见血止，后煎服八珍汤加阿胶，结果将患者抢救过来。

1973 年我院集中编写教材期间，同室的老师周某，年迈七十，本有胃溃疡，因赴宴饱餐，半夜入厕，呕吐泄泻，余被吵醒，急往前看，只见他扶持厕边，颈软头倾，脚前一滩咖啡样呕吐物，大便如柏油，便知其伤食引至胃出血。当时身边无梅花针，急用手指代之叩击其人迎穴，10

分钟后，人觉舒缓，并主动要求继续叩击。后即送回我院附院救治，会诊时处拟清热和胃降逆之品加白及，后渐得愈，整个治疗过程未曾输血。

童便一般是指 10 岁以下健康男童之尿，以 5 岁左右为佳，去头去尾，取其中段。童便能引火归原，引浊气下行，气火得下则血归其位。《纲目》指出："凡人精气清者为血，浊者为气，浊之清者为津液，清之浊者为小便，小便与血同类也。故其味咸而走血，治诸血病也……又吴球《诸证辨疑》云，诸虚吐衄咯血，须用童子小便，其效甚速。盖溲溺滋阴降火，消瘀血，止吐衄诸血，每用一盏，入姜汁或韭汁二三滴，徐徐服之，日进二三服，寒天则重汤温服，久自有效也。"据有关临床报道，治疗肺结核病咯血，取 12 岁以下无病男孩或病者本人的新鲜中段尿加糖调味，趁热服，每次 150～300ml，日服 2 次，血止后连服 2～3 天以巩固疗效。据 24 例观察，服后有 22 例血止，平均为 2.8 天。又有治疗溃疡病胃出血，童尿每日 2 次，每次服 100ml，共治疗 83 例，有效率为 97.6%，但对肿瘤出血无效。

止血散，由血余炭、煅花蕊石、白及末、炒三七末，等份共为极细粉末而成，此散为自拟经验方，方中数药皆为收涩止血佳品，止血而不留瘀，内外出血均可用之。其中，三七末能走能守，炒至深黄色后则守多于走，故止血宜炒用。若三七末临时单味独用，须注意"去火气"，去火气之法，可将炒过之三七末放置冰箱 24h 即可用。我曾用单味三七末治疗鼻衄多日反复发作不止及胃溃疡潜出血日久不止之患者均效。此外，要注意的是，止血散数药为末时，一定要研成极细之粉末，一者，极细之粉末能增强止血效力；二者，可避免胃溃疡者服后因粉末粗糙而引致胃病的发生。

人迎穴，在颈大动脉应手，侠结喉，两旁 1 寸 5 分处，具有通经络，调气血，清热平喘降逆之作用。吐血咯血，血随气脱，气随血虚，叩击该穴救治，因其属足阳明胃经之要穴。能候五脏气；足阳明胃经为多气多血之经，叩击人迎旨在振奋阳明，焕发气血，使气机充和，血脉固守。此外，人迎又是足阳明、少阳之会，梅花针叩刺，能清泄火热，调和气机，通畅经络，平降逆乱，故能治吐血咯血。因本穴不能深刺，故用梅花针叩之。

二、血崩

（1）单味血余炭 3～9g，1 日 3 次冲服。

曾治一许姓妇人，48 岁，患血崩。1958 年 11 月起病，每于月经来潮的头几天，血下如崩，即头晕卧床，10 多天后月经渐止，需炖服人参等补品，才能起床做轻微之劳动。服中西药近 5 年未愈，曾用价值 200 多元 1 剂的人参、鹿茸、肉桂等峻补之品制成蜜丸，服完后不但无效，且血崩更甚。

到诊时正值月经过后，精神不振，体倦乏力，观其面色萎黄少华，舌质淡嫩，苔少，切其脉细弱，一派虚象。究其致虚之由，乃因冲任不固，月经失常，失血过多，为病之根本，血虚为病之标。故前医累用补气以至大补气血阴阳之剂未效。若塞其流，使患者赖以濡养之血液不致崩耗，则病可愈而身体日壮矣。

止血塞流，应用何药？根据多年之经验，血余炭当属首选。血余炭性平，药力温和，为人发煅炭而成，有止血、散瘀之功。且发为血之余，又为肾之荣，肾主藏精、生髓，故煅炭存性之血余炭又有固阴之效，十分适用妇科失血证。本品既能止血，又不留瘀；既能活血，又可固阴，寓开源于塞流之中，治失血证之妙，非他药可比。故余治妇科失血方中，每每伍入此药，多能收到满意的疗效。治此患者亦不例外，单味使用，冀其药力之至专。因考虑市上出售之血余炭杂而不纯，若能用血气旺盛的青年人之头发制成，效力最好。故为之收集广州中医学院某年级学生自己理发所积存的头发约数斤，洗净分 3 次煅成血余炭 120g，研为极细末，嘱每服 1.5～3g，日服 3 次，每于月经来潮第 2 天开始服，连服 3～5 次，血来多则多服，血止则停服。每次月经来时依法服用（并嘱其停服一切补品，补药及其他药物）。第 1 个月患者服药第三四天血崩渐止，第 2 个月即无血崩现象，且月经 5 天干净，但经量仍多于正常，之后月经逐月减少，如是者服药半年，共用血余炭 120 多克而收效，体亦日健，5 年之后，年虽五十多，在干校劳动之强度为一般年轻妇女所不及。

（2）艾灸，用切肤灸法，即将艾绒搓揉成绿豆大小，置于右侧隐白、左侧大敦，行直接灼灸，1～3 壮便可。

曾治一妇，月经暴至量甚多，手头无艾，乃借用香烟代艾直接灸之，中午施灸，下午止，喜甚说："中医也能救急！"

月经来潮量多于平常几倍者，亦可艾灸。服胶艾四物汤亦效。不少妇女因月经量多或月经时间过长，引至头晕、心慌、精神不振等多种症候，可于月经来后第 2 或第 3 日即服上方，月经止后再服一二剂停服，下次月经来潮又再照方服，如此行之三四个月便愈。笔者曾用上法治一产后大出血并休克之患者，先用艾灸隐白与大敦，然后用悬灸法灸两侧足三里及百会穴，悬灸至 40min，血压回升稳定。再予养血凉血止血之汤剂以治其本而愈。

点舌法治昏迷

我对于出现昏迷、吞咽反射消失的危重患者，往往采用点舌之法救治。点舌之法，就是用紫雪丹、安宫牛黄丸、苏合香丸，或含有冰片、麝香、牛黄的丸散点放舌上，从舌上吸收，对于重症昏迷、吞咽反射消失的患者，有时能起到醒脑、恢复吞咽之作用。用时将药丸水溶后用棉签蘸点舌上，不停地点。当丸药厚铺舌面，则用开水点化之，化薄后继续点药。

20世纪80年代搞急症研究，我校附属医院曾收治1例心肌梗死合并心律紊乱、心衰、感染的患者，患者已昏迷，吞咽反射消失，我诊断为真心痛合并暑入心包之证，急用至宝丹1枚按上述方法点舌。约半小时，患者已有吞咽反射，为口服中药治疗打开了大门。口服处方：①高丽参炖服；②清暑热兼活血之剂。第2天患者清醒但突然腹胀甚，经用冬清油外擦及置放肛管排气等处理无效，急用大黄30g煎水灌肠而解，证明患者既有心脏之本病又有暑热食滞之标证，其后连用5枚至宝丹，曾用生脉散注射液1次及西医治心肌梗死之常法，结果抢救成功，步行出院。

1985年9月我附属医院收治一例严重昏迷（一氧化碳中毒）之患者，经用西医常规方法抢救一昼夜，病情继续恶化，高热神昏，痰涎壅盛，四肢抽搐，戴眼反折（瞳仁瞧下瞧内，仅见瞳仁之边沿），面目及全身浮肿，喘促，张口，口臭难闻，二便不通，舌瘀黯、苔厚浊，脉洪大而数。急用安宫牛黄丸1枚冷开水10ml，化开不停点舌于上。另用大黄、崩大碗各30g，苏叶15g，煎水取汁再溶化紫金锭3片，保留灌肠1日2次。3天内共用安宫牛黄丸5枚，再加上前后6次灌肠之后，病者体温降至37.5℃，痰涎明显减少，解除心电监护。病者由深昏迷转为浅昏迷，改用牛黄粉1g点舌，灌肠同前。尿常规发现真菌，灌肠药改为：①千金苇茎汤加红花、丹参煎汁保留灌肠；②用生大黄、崩大碗、车前草如法灌肠；二方上下午分用。自9月17日开始用上法治疗至23日，患者已有吞咽反射，开始用下方鼻饲：陈皮、枳壳、菖蒲、远志各6g，法半夏、竹茹、郁金各10g，胆星、桃仁各12g，羚羊角骨

25g（先煎），每天1剂，灌肠法同前，前后共治疗9天，患者体温降至正常，并从昏迷中苏醒过来。

1985年11月又用安宫牛黄丸点舌法加灌肠法抢救1例脑出血较危重之患者，度过了危关，从死亡线上抢救过来。

点舌法是以"心主神明"、"舌为心之苗窍"的理论作指导的，这是中医的脏象学说，过去认为十分不科学，有了控制论、信息论，中医的理论体系，中医的脏象学说才逐步被理解。心为君主之官，神明出焉，肺为相辅之官，治节出焉，用过去的解剖生理学是不能揭示其奥秘的，也就被认为是不科学的，但新近的研究知道肺还有不少非呼吸功能，肺的内分泌素的确能助心调整血压及其他作用。我早就认为心不单单是个血泵的作用，20世纪70年代我就认为心脏一定有内分泌素足以调节大脑的作用。虽然至今未得证实，但心脏有内分泌素已于1984年得到证实，据报道，黎巴嫩学者娜莫尔博士（女）发现心脏分泌一种直接进入血液的激素，能减轻动脉血管压力，并命名此激素为ANF。我国80年代也有人发现心脏分泌一种能影响消化功能的内分泌素。1983年3月24日外电报道，第1个植入人工心脏患者于3月23日死亡。外电引述为克拉克植入人工心脏外科医生德夫里斯的话说："虽然塑料心脏不断泵血，但克拉克的血管变得松弛无力，发生膨胀，他的循环系统不能保持把带氧的血推向全身器官所需要的压力。他的结肠功能丧失了，接着他的肾功能丧失了，然后大脑功能丧失了。"我估计心脏被置换之后，"心激素"的分泌停止了，当肺脏代替心的部分功能维持超过了一定的限度，"心激素"在体内的储存用尽之时，生命便终止了。我初步认为，当人工心脏广泛应用之后，将会发现其影响大脑及其他内脏的内分泌素，从而证实与提高"心主神明论"。

我曾经将点舌法写成文章发表在《新中医》1986年第3期的"耕耘医话"里，引起了同行的共鸣，广西靖西解放军54261部队医院周永辉医生也撰文说"点舌"抢救危症确有良效。现录其病例以兹佐证。

农某，男，76岁，农民。1978年9月16日晚饭后洗脚时，突然神志昏迷、坠地，左侧上下肢随即僵硬，呼之不应，其家人邀余诊治。查：舌绛、苔黄，脉弦清。血压32/26.7kPa，诊为中风。遂以"点舌"法施治，即取麝香、冰片少许，开水溶化，不断以棉签蘸药点于舌上。30min后，患者左侧上下肢变软，神志略清，血压亦降至26.7/24kPa，同时投入人参、生半夏、沙参、地龙各10g，生南星6g，生附子5g煎服调理，次日下午患者能坐起进食，神志清楚，5天后竟能外出放牛而告愈。

灯火醮疗法

灯心醮，多流行于乡村民间，医院用者甚少，其实灯火醮可以治病，而且可以治难病大病。其法选用一根灯芯，醮食油后在纸上轻轻一搓，使含油适量，点燃之后，对准某穴位一窒，灯火爆开，发出"啪"的响声而火灭，便是一醮。方法简单，有验、便、廉之效应，值得提倡。

我用此法治疗痄腮（腮腺炎），效果满意。治痄腮用内服药兼外敷或外搽药，虽然可愈，但时日较长，疼痛减轻不够理想。若用此法，宜及时早用。当一侧初起，即于患侧之角孙穴用灯火一醮，只一醮便够（亦可加服中药，不用其他外治法），往往另一侧便不发病，而且疼痛减轻较快。若两侧齐发，则每侧角孙穴各一醮，加服中药，亦易治愈。由于疗效快，故继发睾丸炎者极少，我用此法多年，未见失败之病例。

角孙穴，平耳尖，直上入发际处。取穴时可将耳廓按垂直方向为轴线向前屈摺，上耳尖平对的颞颥部入发际处便是该穴。为了火醮方便，可将该穴位上的头发剪剃干净，作上记号，用灯火一醮即可。我的学术继承人邓中光亦屡用此法取效。1980年，他单位邻近的幼儿园老师因知其在前1年用此法治愈了几个该院的学童，便一下子拖了七八个患痄腮的小孩前去就医，他亦用此法治之，迅速控制了病情的蔓延。此后，这成了他治疗此病的首选疗法，并对其机制做了探讨，认为：痄腮一病，由风温热毒所致，病邪从口鼻而入，壅阻少阳经脉，郁而不散，结于腮部，致使耳上腮颊漫肿实硬作痛。角孙穴之功效能清热散风，清肿化瘀。此穴不但在手少阳三焦经上，而且为足少阳胆经的交会穴，此二少阳经一者绕耳背而过耳下，一者走耳前而达腮颊；其名"角孙"，是指该穴位在头角，有一孙脉从穴分出屈行下颊，故名"角孙"。在该穴施治，则能同时振奋两经，经脉流通，气血畅旺，郁结之邪得以驱散，腮部漫肿疼痛得以清除。此外，角孙穴又是少阳三焦与阳明大肠经之交会穴，虽说此病为温毒之邪从口鼻而入，壅阻少阳，郁结于腮部而成，但"温邪上受，首先犯肺"，所以肺卫亦同时受病，大肠与肺相表里，今阳明大肠经气振奋，则腑气能通，肺能清肃，气机通调，"肺朝百脉"之功能得以保障，从而调动起全身正气以抗邪。可见，选用角孙穴，既能针对病位，又顾及整体，是针对性较强的穴位。灯心醮之，一者有"火者散也"之意，用火攻，能散肌表郁结之邪；二者，醮火虽在瞬息之间，但作用时间长，疗效确切。

如果说"痄腮"不算大病，那么"脐风"（新生儿破伤风）算得上凶险之证，《幼科铁镜》有十三醮火治疗脐风之法。中医学院编之儿科教材第二版介绍了这一疗法，可惜第三版之后就删去此法。我们于1965年下乡巡回医疗时曾治疗1例。接诊时，病儿之母将孩子放下便扭头走掉了，大概她认为患儿是无法救治的了。当时患儿正在撮口抽搐，面色紫黑，急取灯芯按十三醮法，一醮囟门，一声哭叫，撮口即开，面色转好，接着眉心、人中、承浆、少商（双）、脐中各一醮，脐外周边六醮，共十三醮火，抽搐缓解。另处下方：蝉蜕49只，全蝎、僵蚕各9g，煎服1剂。3天后又有轻微抽搐，再用十三醮火1次，经后来追踪，病已痊愈。我所经手者，只此1例，未能说明此法是否真正有效。广州著名儿科医家杨鹤龄，清末在有住院病床之育婴堂当医生，能全面观察患儿治疗之经过，积累了丰富而可靠的宝贵经验，后由门生为他总结，写成《杨氏儿科经验述要》一书，他治脐风用灯芯火八醮，即眉心、人中、承浆、脐正中及离开肚脐约半寸之上下左右各一醮。他说："余经手治疗此证颇多，深知此证必须施用灯芯火，始有转机，不可轻视也。"从《幼科铁镜》（1695年）到杨氏历经两百多年，一脉相承，都云有效，足以说明这仅仅1例，可作为有一定效果之旁证。

此外，灯火醮在民间还多用来治疗缠腰火丹（带状疱疹）、火疗疮等，这足以说明灯火醮治法简单而有奇效。从上述病种来看，多为急性感染性疾病，特别是病毒感染性疾病，虽说新生儿破伤风，可能由于新法接生而绝迹，但值得我们对其他疾病用灯火醮作进一步之研究。

急 腹 症

今天治疗急腹症所采用的治法及方剂，有些早已为汉代医家所运用。如治疗肠梗阻的大承气汤，治疗急性胰腺炎的大柴胡汤，治疗急性阑尾炎的大黄牡丹皮汤，都是《伤寒论》、《金匮要略》的方剂。可见汉代医家对急腹症的治疗已有一定效果的治法与方药，并对后世影响颇大。颠簸疗法治疗肠扭转，是近年来的一大发明。但晋代葛洪的《肘后备急方》已用此法加捏脊疗法以治疗急腹症了。如《肘后备急方·治卒腹痛第九》："又方，使患者伏卧，一人跨上，两手抄举其腹，令患者自纵重，轻举抄之，令去床三尺许，便放之，如此二七度止。拈取其脊骨皮，深取痛引之，从龟尾至头项乃止。未愈更为之。"足见祖国医药学的确是一个伟大的宝库，很值得我们去发掘、继承与发扬。现就个人的临床经历谈些经验体会。

一、急性阑尾炎

急性阑尾炎来势凶急，患者腹痛难忍，煎药费时，应先施针刺，在阑尾穴（足三里穴下压痛点是穴）用泻法深刺之（用一进三退的泻法），运针一二十分钟，接电针机半小时，再留针 1h。此时患者痛已大减。然后进大黄牡丹皮汤 1 剂，若 3h 不泻下，可再煎 1 剂服之，意在必泻下，泻出物如黄泥或带红色，不忌。若每天 1 剂，一般 3 天症状已消失，但仍宜服药 3 剂，以求根治。曾有人认为中医治疗复发率高，倒不如手术能根治，其实是未治彻底所致。故当症状消失，白细胞亦已正常，而患者舌苔仍白厚或脉仍数者，则应服至苔薄脉不数才能停药。我治疗阑尾炎多采用下述治疗方法。

1. 单纯性阑尾炎

（1）刺阑尾穴（双侧），如上述手法（连续 3 天，每天 1 次）

（2）方药　生大黄 9～15g（后下），蒲公英 15g，冬瓜仁 30g，桃仁 9～12g，丹皮 9g，皂角刺 12g，芒硝 6～9g（冲服）。水煎服。每天 1 剂，重者 1 天 2 剂。

（3）治疗 3 天后，一般病者多已无自觉症状和腹部体征。可随症加减再服 3 剂。或用大黄四逆散（自拟方）：生大黄 9g（后下），冬瓜仁 30g，桃仁 9g，柴胡 9g，赤芍 9g，枳壳 6g，丹皮 9g，甘草 6g。若脾虚、气虚者，可加大枣或党参、黄芪之属，但不宜重用，以免滞邪。

2. 阑尾脓肿

可按上法治疗，并加三黄散外敷。方法是用蜂蜜适量加水调匀，敷在阑尾脓肿处。药干即换，若药未干，可在 12h 内将药取下搅拌一次再贴上，24h 后换药。

3. 阑尾炎合并弥漫性腹膜炎

（1）针刺阑尾穴如前法。

（2）用地胆头 90～100g，水煎约 200ml 保留灌肠。

（3）外敷三黄散（如上法）。

（4）内服方药：生大黄 12g（后下），桃仁 15g，冬瓜仁 45g，金银花 30g，蒲公英 18g，连翘 30g，皂角刺 15g。水煎服。每天 1～2 剂。

（5）症状消失后，可加减上方再服数天，以巩固疗效。最后用健脾法，如四君子汤合四逆散之类数剂，以作善后。

二、慢性阑尾炎

可用大黄牡丹皮汤：生大黄 9g，丹皮 9g，冬瓜仁 30g，桃仁 9g，芒硝 6g。待疼痛发作时服 3～5 剂。如此停停服服，可以治愈。

若慢性阑尾炎急性发作，则可按急性阑尾炎处理。方法同前。

三、胆道蛔虫

本病属中医学"蛔厥"的范围。确诊后，可按下法顺序治疗。

（1）选粗针针刺四缝穴，每穴捻转 1 分钟，并挤出水液或血点。同时给予葡萄糖滴注，患者多在输液后开始安静。

（2）食醋 30～50ml 微温服。如无食醋可用 30% 醋精稀释 100 倍，每服 30～100ml。

（3）煎服胆蛔汤。本方是我下乡巡回医疗时所拟，曾刊于 1974 年版《方剂学讲义》中，疗效尚好。本方有安蛔与驱蛔作用，是治疗本病的主方。

方药：乌梅12g，槟榔18g，使君子30g（打），榧子30g（打），苦楝根白皮15g，郁金12g。水煎服。每天1~2剂。

（4）如患者出现发热，黄疸，可另用鸡骨草、柴胡、茵陈、郁金、大黄之属治之。

（5）宜禁食1~2天。

四、胆囊炎与胆石症

中医无胆囊炎和胆石症之病名。但可根据胆囊炎与胆石症的症候辨证，得出治法。本病近似于中医文献所说的"结胸发黄"证，一般属于肝胆郁结兼湿热内蕴的一类疾患。如胆绞痛，是痛有定处不移，痛处近胁部属肝胆部位。此病常见寒热往来，是少阳胆经病证的特征之一。出现肠胃症状，则是肝气郁结侵犯脾胃，运化失常所致。由于湿浊停留，湿郁化热，而成"瘀热在里，身必发黄"的黄疸。关于此病服药治疗的报道不少。如遵义医学院、天津南开医院等的排石汤，证明均有效。有报道用服药加电针治疗，效果也不错。

我认为此证苦寒药不宜多用，否则易损伤脾胃，影响患者体质。特别是慢性炎症时期，过于苦寒攻下则有虚虚之弊，此时的治疗方法，应疏肝利胆排石健脾活血。可用以下方：柴胡9g，太子参15g，金钱草30g，郁金10g，白芍15g，蒲黄6g，五灵脂6g，甘草3g。热盛者去太子参加黄芩、栀子；湿盛者去太子参加茵陈、木通；大便秘结者去太子参加玄明粉、枳壳或大黄；脾虚者加茯苓、白术。上方可多服，患者脾得健运，疼痛减少，饮食增加，身体自复。以后可以每月连服5~7剂或每半月内连服4~5剂，以防胆石停留引起复发。上方已治愈多人，其中有些是手术后疼痛一再复发，拟再进行手术治疗者。

五、尿路结石

尿路结石与中医的石淋证基本相同。本病往往引起急腹症或肾绞痛之症状，中医认为此病的病机，是由于湿热下注，蕴蒸日久所致。治疗宜用利水通淋法。用方如八正散（车前子、木通、瞿麦、萹蓄、滑石、甘草、栀子、大黄）之属。单味药如金钱草已有很多报道，肯定有排石作用，近人多用。我不太赞成多服大剂清利湿热之药，原因是往往石未攻下而正气先伤，因而喜用导赤散加减：金钱草30g，生地15g，广木香6g（后下），海金沙3g（冲服），甘草3g，木通9g。此方有生地，能利水而不伤阴。若小便刺痛，可加小叶凤尾草24g，此外琥珀末可与海金沙交替使用。鸡内金亦有化石的作用，宜研末冲服。

对于肾绞痛或腹痛甚者，可当即用拔火罐法治疗，其效如桴鼓。痛在腰背者罐口放在腰背部痛点处（罐口余部偏于下方）；痛在腹部者，罐放腹部。此法不仅能止痛，而且能使结石往下滑。我曾治一患者，3次绞痛，拔罐3次后使结石入膀胱服药排出。

此病虽因湿热所致，但有些患者，因久服清利之剂，反见虚寒之象，此时的治法则应更改。有些属气虚的要在排石药中重用黄芪；有些肾阳虚的，则需附桂或附桂八味丸加金钱草、琥珀末之类治之。总之，应辨证而加减化裁，不可执一。

六、肠套叠

此病多发于体胖色白3个月大的婴儿。体胖色白形似健康，实多属气虚体质，为气虚脾失健运转枢逆乱所致。治疗方法如下。

（1）方药 旋覆花5g，代赭石15g（先煎），党参9g，炙甘草5g，生姜2片，大枣3枚，法半夏9g。上药慢煎。服后半小时，继用下法。

（2）用蜂蜜100ml，加开水200ml，待温度为37℃时，灌肠。与此同时，用梅花针叩击腹部肿块。我曾治2例，1次即愈，效果甚佳。

七、蛔虫团梗阻

本症临床表现多为阵发性腹痛，多位于脐周，常兼吐蛔，腹部可扪到绳索状团块，但易改变形状和部位。

治疗可按下法：

（1）花生油或豆油 30～40ml，或用食醋 30ml，口服或胃管给药。

（2）针四缝穴。用粗针，每穴入针后捻转 1min 左右。

（3）上法治疗 2～3h 后，再服胆蛔汤以驱蛔。

胆蛔汤与驱蛔法

蛔虫病比较急重者是胆道蛔虫症。此症疼痛剧烈，上腹部有钻顶样绞痛，患儿哭闹不安，甚则寒战发热或发黄。在临床中，我对此症总结了一首有效方——胆蛔汤，曾收入中医学院《方剂学》教材（第三版）中。今介绍于下。

炒榧子肉、苦楝根白皮各15g，使君子（打）、枣子槟榔（切）各12g，乌梅10g，水煎服。为10岁左右儿童剂量，可根据年龄体质及病情加减。病势重而体质一般尚好者可以1日2剂。

胆道蛔虫症的发生，是因寄生在体内的蛔虫上行钻入胆道而引发。治疗重点在于驱蛔，安蛔，止痛。该方中，使君子、苦楝根皮、榧子肉均为驱蛔虫的要药，各药合用则驱虫力更大。前人经验认为，"蛔得酸则静"，故用乌梅酸味以安蛔止痛；更兼槟榔杀虫消积，行气通便，则易使蛔虫退出胆道，排出体外而病愈。临床运用时，如腹痛甚者，可加木香、枳壳以行气止痛；兼有发热者，可加黄连或黄柏以清热；大便秘结者，可加枳实、玄明粉以攻下通便。

中药治虫，历来有之，治虫之方，亦属不少。但有些中医却认为中药驱虫无效，其实不是中药无效，而是药物不合规格！如使君子打开其肉已腐烂变质，或用整个使君子而不打烂，榧子肉已霉变，苦楝根白皮不是二层皮，而是根木一块……！多年前曾去农村巡回医疗，所见蛔虫病的小孩真多！其中胆道蛔虫症亦不少，蛔虫团梗阻间亦有之。我们都靠中药、针灸得到解决。当时凡遇胆道蛔虫病，我们接诊后先嘱患儿父母去挖苦楝根白皮，取回配药，一方面静脉滴注等渗葡萄糖。很多患儿经滴注后，疼痛即逐步缓解，服胆蛔汤后阵发之疼痛乃止。多数在 12 小时前后即排虫。根据个人体会，此方比仲景之乌梅丸更有效。乌梅丸对胆道蛔虫之轻者有效。巡回医疗归来后，我院一女同学患胆道蛔虫，未用滴注，单用胆蛔汤数剂而愈。运用胆蛔汤，药材的质量很重要，根据个人经验，苦楝根白皮杀虫药力专著，一定要鲜用，且不能夹杂红皮，红皮毒性较大，轻则伤正，重则可致中毒。使君子需打烂，整个使用则无效，此药亦不宜重用，过量会引致呃逆。槟榔凡经加工切片者效果多不佳，最好临时切片或打烂用，我喜欢用枣子槟榔，因容易加工，切开即用。

此方既能治胆道蛔虫，对一般蛔虫病自当有效。若遇蛔虫甚多者，可配合氧气驱虫。曾在 157 医院会诊治一 2 岁患儿，骨瘦如柴而腹大，其蛔虫之多，使人乍舌，不但肛门有虫爬出，口鼻亦出蛔虫，用鼻饲管插入胃内给氧，然后服中药，排虫甚多而愈。

蛔虫团肠梗阻，针刺"四缝穴"疗效甚佳。广州市儿童医院曾进行研究，用 X 线观察：针刺后半小时，梗阻之肠段先扩张，虫团即向上下伸开，然后肠管收缩，梗阻解除。此法简便有效，不可轻视。"四缝穴"《针灸大成》有载，为脾经之奇穴。穴在两手除拇指之外，其他四指之第二节下之横纹正中间。宜用最粗之针灸针，逐穴施针，每穴捻转1~2min，共针8穴，针完即可。如一时无针灸针，用缝衣针亦可，针后服胆蛔汤，内外合治最好。早在20世纪60年代，我院与部队157医院合作搞脾胃学说的研究时，就曾对"四缝穴"作了研究，发现针刺"四缝穴"，能缩短胃排空时间，提高胃液酸度与酶的活性，增加胆汁和胰液的分泌，并能提高白细胞数及吞噬能力。这就为针刺"四缝"能治疗疳积找到了实验依据。病孩抵抗力增强了，产生了不利于寄生虫寄生的环境，必然有利于虫体的排出，这也是针刺四缝能驱虫的道理。

所以，我还想强调：蛔虫病，外因是一方面，内因也是很重要的一方面。常有些病例，不但一般中药无效，西药也屡用无效，这就有个辨证论治的问题。这类病儿，多数体质甚差，屡服驱虫药而大便虫卵仍不能根除，欲要根治，除了驱虫作针对性的治疗之外，健旺脾胃是十分重要的一环。治之之法，必须先用健脾药1周，然后驱虫药与健脾药同用，便能收效。驱虫之后，必须用四君子汤或参苓白术散之类方药以善其后，亦可予健脾药加一二味驱虫药服一二周，大有好处。

甘温除大热的运用

甘温除大热乃李东垣先生一大发明。《内外伤辨惑论》是东垣先生第一本专著，他有感于当时医家以外感治一切发热之证，认为流弊很不小，为了补偏救弊乃著书以活人。《内外伤辨惑论》对阴证、阳证、脉象、寒热、手心手背热、头痛、四肢等详论内伤与外感的鉴别之后说：

脾胃之证，"与外感风寒所得之证颇同而理异，内伤脾胃乃伤其气，外感风寒乃伤其形，伤外为有余，有余者泻之，伤内为不足，不足者补之。汗之、下之、吐之、克之皆泻也；温之、和之、调之、养之皆补也。内伤不足之病。苟误认作外感有余之病而反泻之，则虚其虚也。……惟当以甘温之剂补其中，升其阳，甘寒以泻其火则愈。"并指出"温能除大热，大忌苦寒之药泻胃土耳"。用甘温药以治高热的患者，虽然这种治法的适应证不算多，但的确是值得我们发掘与研究的一项理论与经验。

甘温能否除大热？一直以来学术界都有所争鸣。有位史学家对此持否定之论，这是未经很好验证而无视东垣先生其毕生科学研究之成果，是错误的。亦有些对李氏此说未够充分理解者，或曰"热"乃虚热，是患者自觉发热，而体温计探之则无发热；或曰甘温所除之"大热"不是"高热"。这些同志承认甘温药可以治发热之证，只对大热有怀疑耳。"大热"是什么热呢？我们可以重温李东垣《内外伤辨惑论·辨寒热》是怎么说的，他说："是热也，非表伤寒邪皮毛间发热也，乃肾间受脾胃下流之湿气，闭塞其下，致阴火上冲，作蒸蒸而燥热，上彻头顶，旁彻皮毛，浑身躁热作，须待坦衣露居，近寒凉处即已，或热极而汗出亦解。"虽然 700 年前没有体温计，但从李氏这段文字来看，其所指之发热，是高热不是低热，更不是自觉之发热明矣。至于此种发热之论治，《内外伤辨惑论·饮食劳倦论》说："脾胃之虚……则气高而喘，身烦热，为头痛为渴而脉洪大……然而与外感风寒所得之证颇同而理异。内伤脾胃乃伤其气，外感风寒乃伤其形，伤外为有余，有余者泻之，伤内为不足，不足者补之。……《内经》曰，劳者温之，损者温之，盖温能除大热，大忌苦寒之药泻胃土耳。今立补中益气汤。"从上述引文，可见李氏所指之大热，以白虎汤证为对照也，为了区别于白虎汤证，故不言壮热而称之为大热耳。若以体温计测之则可称之为高热，亦包括扪之壮热，久按热减之中热一类因虚而致之发热。当然，甘温法亦可以治疗自觉发热而体温计探之无热及低热之属于脾胃气虚之证。

一般对于发热，特别是高热的患者，首先应从外感、实热证等去考虑问题。在治法上，多从解表、清热等方面着手。对那些久热不退的病症，也多适用养阴清热法。李氏学说提醒我们还要注意脾胃损伤的发热证，甘温法能除大热（高热）。1970年，我在广东新会县崖西公社卫生院带实习时，与卫生院陈医生一起治疗1位5岁女孩，发热20多天不退，卫生院初步诊断为肠伤寒，曾用氯霉素、青霉素和链霉素，住院10天，体温仍在38.5℃（腋探）之间，诊其面色黄，舌质淡，苔白润，脉缓。遂拟甘温除热法，用桂枝加龙骨牡蛎汤2剂，热稍降，后用桂甘龙牡汤（桂枝、炙甘草、生龙骨、生牡蛎）2剂而热退净。

广州中医学院附属医院曾收治一病例隔年2次高热患者，第1次用补气养阴法退热，第2次用甘温补脾法而治愈，详述如下。

黄某，男性，20岁，工人。患者于1966年8月6日恶寒发热，体温在39.8℃上下，历经几家医院治疗，曾用青霉素、链霉素、氯霉素、四环素、激素等治疗无效，经各种检查未能明确诊断。入院时症见发热（发热时手足冷），怠倦，心悸，盗汗，腰酸软无力，小便淡黄，形体瘦弱，面白微黄无华，唇淡白，肌肤甲错，言语声低，舌质淡红，尖稍红，苔薄白，脉弦略数，夜晚体温38.2℃，中午体温36.2℃，血压90/60mmHg（12/8kPa），白细胞12.9×10⁹/L。经过集体会诊，分析此证怠倦，腰酸，心悸，言语声低，面色无华，舌质淡，是气虚不足所致，舌尖红，脉弦略数是阴分不足之证。此种发热，是气阴两虚的虚劳发热。治法：益气养血，滋阴清热。处方：清骨散加减。药物：黄芪30g，当归12g，白芍12g，糯稻根30g，胡黄连6g，生地30g，鳖甲45g，银柴胡6g，地骨皮15g，知母12g。服药3剂，盗汗减少。后再加白薇、石斛，服2剂而发热全退。住院治疗27天，精神体力恢复出院。但患者于 1967 年 11 月 7 日又再发热，县医院又介绍来附院治疗。主要症状为发热，体温 39℃，病情与上一年发病大致相同，但精神与体力较上一年为好。我们犯了唯心主义的错误，便照搬上一次的治疗方法，用清骨散加减，无效。于是改用抗生素加激素治疗，其间先后调换了几种抗生素，用药当天体温下降，但翌日体温又复上升。中西药治疗 10 多天无效，后从中医仔细辨证，患者除发高热，日间为甚，夜多盗汗，每夜更衣七八次，面色黯滞少华，形体不瘦，舌胖淡嫩，脉大稍数而无力，胃口尚好。此属脾虚内伤的发热，治以甘温健脾。处方用归脾汤（黄芪 25～30g），头两天体温仍在 38～39℃ 之间，盗汗逐渐减少，乃坚持用归脾汤，体温逐步下降，观察 10 余天，精神体力恢复出院，并嘱其继续服归脾丸 1 个月。

我院 1971 届西学中班学员实习时与带教老师治疗 1 例产后高热，亦以甘温除热法治愈。患者何某，32 岁，曾产 3 胎，这次 1 产 4 婴，宫缩无力，大出血，经产科手术、输血等抢救，术后 3 天血止。但高热 38～40℃，经大量抗生素及其他药物治疗仍未退热，病情有所发展。患者神疲，懒言，面白，自汗，头晕，心悸，虽发高热，但怕冷盖棉被，渴喜热饮，唇舌淡白，脉虽数大而中空（芤脉），白细胞 $5.1 \times 10^9/L$，中性粒细胞 0.75。患者一派虚象，故用甘温除热法。处方：黄芪 60g，党参 30g，白术 5g，当归 15g，川芎 9g，熟地 25g，白芍 18g，首乌 25g，益母草 15g，艾叶 9g，香附 9g，炙甘草 6g。此方即十全大补去肉桂、茯苓，加首乌、益母、艾叶、香附。去肉桂、茯苓是虑其劫津，加首乌以养肝血，加益母草、艾叶、香附以调带脉与冲、任而理产后经脉之失调。服药 2 剂体温下降至正常，其他症状明显改善，再服药数天痊愈出院。

因适用甘温除热法治疗的病属少见，也许会有人怀疑这些病案的代表性，《中医杂志》1990 年 8 期笔谈专门讨论《甘温除大热的理论与实践》，参加讨论的同志不少，地处多个省市，应该是有代表性的，是确切的资料，不妨引其中一些资料以证实甘温除大热法是超出于西方医学而大大领先于世界的理论与经验。参加《笔谈》讨论共有 10 位专家，其中对甘温能否除大热持肯定意见的占绝大多数，10 位专家中，有 8 位专家一共报道了 10 个典型病案，这 10 例病案中，除 1 例无记载体温情况外，其他 9 例体温均在 39℃ 以上，其中超过 40℃ 的有 4 例。所涉及的病种范围相当广泛，如急性白血病、黄疸型急性甲型肝炎、中毒性心肌炎、硬皮病、乙脑、迁延性肺炎、大叶性肺炎、麻疹合并肺炎、心衰、产后高热、子宫切除术和脾切除术术后高热以及原因未明之长期高热等等。举例如万友生大夫曾治一李姓患者，为急性淋巴细胞白血病合并大叶性肺炎，高热达 40℃ 以上不退，白细胞降至 0.6×10^9/L，经用各种抗生素和清肺解热中药无效。患者高热而多汗，肢冷背寒，面、唇舌淡白，精神萎靡，声低气细，恶心厌食，咳嗽、胸痛、吐血痰、脉虚数甚，万大夫投以补中益气汤加减方：黄芪、党参各 50g，白参、白术各 15g，西洋参、升麻、柴胡、陈皮、炙甘草各 10g，2 剂服后体温降至 38.7℃，复诊守上方，柴胡加重至 15g，更加青蒿 15g，继服 8 剂，体温降至正常，其他症状大为好转，惟仍咳嗽、胸痛、吐血痰。三诊守上方加入桔梗、枳壳、橘络、丝瓜络、紫菀、款冬花等药，更进 20 余剂，复查胸片示肺炎全部吸收，血象示急性淋巴细胞白血病缓解。本例身大热体温高达 40℃ 以上而多汗，肢冷背寒，唇舌淡白，精神萎靡，声低气细，现象热而本质寒，病情矛盾的主要方面在于气虚，虽然兼有肺热的伤阳络之症，但治病必求其本，故投以补中益气汤方解决主要矛盾，气虚发热证解除了，肺热灼伤阳络之证也就迎刃而解。

当然，对于虚实夹杂之证，除了可采用李东垣主张的补中益气汤为基本方以外，还应根据中气虚弱之重轻，累及脏腑之多寡，兼夹证之有无等等而辨证加减，灵活运用，对于气虚与实邪兼夹之发热，并非单纯虚热，故治疗除了甘温益气以外，并不排除配合苦寒药，这也符合东垣补中益气加减黄芩之类治法。因此，甘温除大热法，其用方并不拘泥于补中益气汤，不少专家还选用了升阳散火汤、升阳益胃汤、黄芪人参汤、归脾汤、四君子汤以及桂附八味丸引火归元法等进行治疗取得效果。东垣在补中益气汤方后加减多达25条，足以示人辨证加减之重要。

综上所述，甘温除大热有其特定的含义，即指气虚抑或阳虚所致之发热。其发热程度可随阳气虚衰、虚阳亢奋的程度不同而不同，亢奋程度重的则发高热，否则发低热。因此，体温表上是否显示发热或高热，不能作为我们是否采用甘温除大热法的依据，关键在于抓住气虚或阳虚这一本质，这也说明了为什么不必拘于补中益气汤，而且可以采用升阳益胃汤、归脾汤、桂附八味丸等其他方剂的道理。这些都说明中医学在发展，现代高明的中医已超过了东垣。

总而言之，甘温能够除大热，实践已经作出检验，回答是明确而肯定的。仍然有待后人勇于实践，深入研究和提高。

砂糖外敷治溃疡

对于褥疮所致溃疡，我比较主张用白砂糖外敷法治之。其方法是：把砂糖铺满溃疡面，并使之稍堆隆起，然后用胶布条叠瓦式封贴好；三五天后，待砂糖溶化，封贴之胶布表面按之出现波动感即可换药，再用砂糖如法敷之，直至溃疡面愈合。

广州市编的《科技动态》（1989年22期）曾刊载《国外用砂糖治疗术后感染》的信息："手术后的伤口常常发生肿脓和感染，通常多采用抗生素治疗，但往往产生副作用，例如菌群失调。法国巴黎比夏医院试用普通砂糖填塞患者创口，已取得明显疗效。……下肢慢性溃疡，长期难以愈合，这是由于下肢血液供给较差所致。有人试用砂糖来覆盖溃疡面，同样也取得很好疗效。"

法国研究人员认为："砂糖之所以能治好溃疡，是因为糖所造成的高渗压能把创口中细菌的水份吸出，从而使细菌处于脱水状态；糖还可以阻碍细菌接近毗邻的营养物。不过砂糖疗效的这种解释还在争论中。"

信息没有注明是什么时候发现的，是他们发现的还是引用别人的经验。其实用单味砂糖治疗下肢慢性溃疡，早在20世纪60年代末期，我院一位进修学员已作过经验介绍。我于70年代初期在广东新会县巡回医疗时，已有试用砂糖治愈慢性溃疡1例的经历。患者为生产队长，数月前因高热住院，滴注正肾上腺素渗漏以致下肢慢性溃疡，溃疡在右膝内侧之下，面积约2cm×2cm，形如漏斗，已看见大隐静脉，数月未愈。取砂糖满盖溃疡面，外用叠瓦式胶布贴紧，3日后溃疡已变小变浅，再敷1次白砂糖遂愈，时间不过10天。

用砂糖作药治疗溃疡，就我所知起码有百多年历史。清代名医王清任生于公元1786～1831年。他的名著《医林改错》就有用砂糖作药的方剂。方名"木耳散"，本方"治溃烂诸疮，效不可言，不可轻视此方。木耳一两（焙干研末），白砂糖一两（和匀），以温水浸如糊，敷之缚之"。

当然，从现在来看，如果一味砂糖有效，似比加木耳更方便。能进行对照组试验，则结论会更确切些。据《中药大辞典》木耳条《临床报导》：用于创面肉芽过剩。取平柔、肥厚而无缺损的木耳，用温开水浸透胀大后，酒精消毒，伤口及肉芽用盐水清洗消毒后，将木耳平贴于肉芽上，纱布包扎，约3～4天拆开观察1次，治疗2例，均于3天后痊愈。木耳疏松易收缩，吸水性强，能将肉芽中大量水分吸收，使肉芽开始干萎；加之木耳干燥后，收缩皱凸，给予肉芽均匀压力，使肉芽过剩部分退平，上皮细胞随着向中心生长，伤口易于愈合。可见木耳还有另一作用。

对于白砂糖能抑制细菌的生长，缺少临床经验的年轻医生往往半信半疑，他们在使用砂糖外敷溃疡面时，会同时加入抗生素类药，但往往适得其反，愈合过程反而减慢了。慢性溃疡，局部辨证应为虚损之证，主要矛盾在于正气衰败，气血亏虚，复生不能；抗生素治疗，毕竟是攻伐之法，正气受伐，生机不旺，肌肤怎能复生？砂糖之作用，重点不在于抑菌，而在于给溃疡面有一个营养的环境，这符合中医扶正祛邪的法则，故能生效。

对于慢性溃疡的清创排脓问题，我亦有不同的看法，对慢性溃疡面过度地清洗清刮，脓液是给排掉了，但新生的组织亦会被清掉，创口会再次受损，并存在重复感染的可能，所以我认为，过度的清创排脓是不利于慢性溃疡的愈合的。当然，中医疮疡科有"成脓勿留"之说，这是指当疮疡成熟时，脓液已成，则应让其穿溃，将脓液排出，消除肿胀疼痛，有利于脓腔的缩小，使疮疡转愈。但对于慢性溃疡，日久不愈之阴疮，亦有"脓能生肌"之说。因为此时病证已不是热毒实证，而已转化为虚损之病，治疗重点亦应从攻邪转移到扶正、内托生肌上来。

黄芪之妙用

清代王清任善用黄芪，我师其法，用之得当，确有奇效，试作归纳，介绍如下。

一、陷者举之

重用黄芪以升陷，其适应证为脏器下垂（如胃下垂、子宫下垂、脱肛、肾下垂等）、重症肌无力、肌肉萎软、呼吸困难、眩晕等属气虚下陷者。以上诸症皆因气虚下陷，升举无力，致使脏器提升不起而下垂；或清阳不升，诸阳不能汇于巅顶而眩晕；或宗气不充而难司呼吸出现呼吸困难；或肺气难支，吐故纳新受阻，朝百脉之职难司，四末失养而肌肉萎软无力。胃黏膜下垂者可用四君子汤加黄芪30g，再配枳壳3g以反佐，一升一降，升多降少。所以要用枳壳反佐，因胃属腑主受纳，胃气以降为顺，虽然黏膜下垂需升，但胃气需降，故重用黄芪补气升提以治黏膜下垂，而反佐枳壳以顺应胃气以下降，以促进胃黏膜之复原。

治脱肛，内蒙古《中草药新医疗法资料选编》载方：用黄芪120g、防风9g。此方实出自王清任治脱肛之黄芪防风汤。王氏方：黄芪四两，防风一钱。李东垣认为：防风能制黄芪，黄芪得防风其功愈大，乃相畏而相使也。可见王清任之黄芪防风汤实源出于东垣，防风之份量不宜多用。此法治脱肛的确有效。

子宫脱垂，治以补中益气汤加首乌。加首乌之意，一者在于引经，二者因胞宫冲任所系，全赖阴血所养，气得血养，血得气行，气血充和，冲任得调，所系之胞宫则能复其原位。若能配合针灸，加强冲任之调理，则取效更捷。

重症肌无力，治以强肌健力饮，此方为自拟经验方，亦重用黄芪为主药。重症肌无力症候较复杂，除眼睑下垂外，可有复视，吞咽困难，构音不清，四肢无力，重者呼吸困难，大气下陷，危及生命。我认为该病的最大特点是肌肉无力，因脾主肌肉，故此是脾胃气虚之证，并由虚至损，且与五脏相关。治疗上紧抓脾胃虚损这一病理中心环节，重用黄芪以补气升陷，同时针对兼夹之证调理五脏，重补脾胃，以运四旁，促病痊愈。

二、升者平之

此处言"升"，血压升高也。高血压一病，肝阳上亢者为多，临床上多使用平肝潜阳、降逆熄风之品，但亦有不然者。我治疗气虚痰浊型之高血压者，则重用黄芪合温胆汤以治之。据《中药研究文献摘要》所载日本寺田文次郎等报告："与其他6种可以注射的降血压制剂比较，证明黄芪的作用强大。虽然有的药剂可使血压有持续性下降的作用，但此种药剂大量使用后，可使动物衰弱。"这一结论，从药理研究角度支持了重用黄芪可以降压。此外，我赞同以下的论点：血压之所以升高，是身体自我调节的一个信息，是内脏阴阳失调的结果而不是原因。当然，高血压经久不愈，进一步可引起心脑肾之病变，西医正因为注意高血压对心脑肾病变的影响，故以动脉血压指标作为辨病诊断的根据，作为治疗的对象，而千方百计地寻找降低血压之药品。近年有些学者，从辨证论治的角度，重新评价这个观点。认为血压升高的原始动因是血流供求的不平衡，其中尤以心脑肾为重要。这3个器官血流需求量很大，当心脑肾血流供求不平衡，发生血压升高，升高血压对维持上述器官的血液供求量方面起着特别重要的作用，而血压长期升高的严重后果，也主要表现在这3个重要器官血流供求矛盾的严重脱节。既然血压升高的深一层本质是血流供求的不平衡，而血压升高本身，又是体内为着克服此种不平衡的代偿反应的努力还不尽善和不成功，于是才有导致血压升高的血管反映持续存在。血压升高并不纯粹是消极的病因病理破坏，不应当是治疗压制的对象，它被看成是治疗的服务对象和依靠对象。治疗若从帮助改善血流供求关系，帮助血压升高所要去实现的调节反应，因势利导，促其成功，则不需要再有高血压反应的持续激起。这一论点正道出了治气虚型高血压重用黄芪，就在于调节脏腑阴阳之平衡，改变

"重要器官血流供求矛盾的严重脱节"的局面，促使"血压升高的血管反应"缓解而达到降压之效果。这就是重用黄芪以降压之机制所在。

对于高血压危象，我常用针刺太冲穴（双），重用泻法，留针三、四十分钟，根据情况 1 天 1~3 次治疗，并加服中药，多数取得较满意之疗效。中医治疗中风之针刺疗法，往往就因能疏通经脉，平调气血阴阳而调整血压，收到迅速治疗效果。这亦是上述机制的有力佐证。

怎样解释黄芪降压与升陷之理？有人会想到中药往往有"双向作用"，故黄芪又能升提又能降压。如何掌握升降之机？我的体会是：黄芪轻用则升压，重用则降压。为什么药理研究只得一个降压的结果？因为动物实验都是大剂量用药进行研究的，所以得出降压的结果。我治疗低血压症，喜用补中益气汤，方中黄芪的份量不超过 15g。治疗气虚痰浊型高血压，我喜用黄芪合温胆汤，黄芪份量必用 30g 以上。诚然，论方剂补中益气汤除了黄芪之外还有柴胡与升麻，可使升提之力倍增；在重用黄芪降血压时亦可加潜阳镇坠之品，效果当然更好，但不加镇坠药亦有降压作用，这是可以肯定的。曾会诊一中风患者，偏瘫失语而血压偏高，辨证为气虚血瘀之证，处方以补阳还五汤，黄芪照方用四两，该院西医生对黄芪四两有顾虑，拟加西药降压，晓之以理，照方服药后血压不升反降，乃信服。

虽说黄芪重用可以降压，有证有据，但黄芪仍然是益气升阳之药，这一点不可不加以注意。如果辨证为肝阳上亢或有内热之高血压亦想用几两黄芪以降压，则犯"实实之诫"了！慎之，慎之。由此可见，药理学之研究目前尚未能为我们解答全部之问题，仍须辨证论治。

三、攻可补之

张锡纯认为，黄芪之升补，尤善治流产崩带。但重用黄芪可下死胎，这是我的经验。死胎之于母体，已转变为致病之物——"邪"，病属实证。自宋代以来，妇科方书，下死胎习用平胃散加朴硝。平胃散是健运胃肠湿滞的主方，苍术猛悍为健运主药；厚朴、陈皮加强行气燥湿之力；加朴硝以润下。前人认为，"胃气行则死胎自行，更投朴硝则无不下矣。"明代以后，《景岳全书》提倡用脱花煎催生与下死胎，此方以行血为主，兼用车前、牛膝以利下。平胃散着眼于气滞，脱花煎着眼于血瘀。

我曾治一气阴两虚之胎死腹中之患者，初用平胃散加芒硝，并配合针灸，后用脱花煎，皆因药证不符而未效，再经仔细辨证，借用王清任治产难之加味开骨散，重用黄芪120g，外加针灸，1剂而死胎产下。开骨散是以宋代龟甲汤加川芎而成，明代又名加味芎归汤，此方重用当归、川芎以行血，龟板潜降，血余炭引经而止血，本方不用攻下药和破血药，故明代以后多用以治产难。清代王清任认为，本方治产难有效有不效，缘于只着重于养血活血忽视补气行气，故主张在开骨散的基础上，重用黄芪以补气行气，使本方更臻完善。此例何以用加味开骨散取效？缘患者妊娠8月，胎动消失7天，诊其舌淡嫩，剥苔，脉大而数，重按无力更兼问诊知其妊娠反应较甚，呕吐剧烈，食纳艰难，致使伤津耗气，病虽实而母体虚，本不任攻下，故用平胃散加味和脱花煎无效。傅青主指出："既知儿死腹中，不能用药以降之，危道也；若用霸道以泻之，亦危道也。盖生产至六七日，其母之气必甚困乏，乌能胜霸道之治，如用霸道以强逐其死子，恐死子下而母亦立亡矣。必须仍补其母，使母之气血旺，而死子自下也。"实践证明，傅氏这一论点是正确的，为下死胎另辟蹊径。傅氏主张用疗儿散治之，我用加味开骨散取效，可算异曲同工。当时龟板缺货未用。此例说明重用黄芪可下死胎。这是寓攻于补之法也。

四、瘫者行之

对于偏瘫、截瘫等属于气虚有瘀者，补阳还五汤是一张特别著名的效方。它出自王清任的《医林改错》。张锡纯虽然批评了王氏对于治疗半身不遂过于强调阳气不足之说，认为痿证有虚仍有实。补阳还五汤用之要得当。但张氏不能不说："补阳还五汤其汤甚妥善也。"我曾用此方治疗各种脑血管意外后遗症属气虚血瘀之偏瘫者，都有不同程度的疗效，有恢复五成的，也有恢复八、九成的。

曾治一例严重截瘫之女性青年，就诊时已卧床数月，两腿消瘦，自膝下皮包骨头，需人推扶起坐，坐亦不能持久，我用补阳还五汤加减治之，黄芪初用120g，最大量时用至200g，服药8个多月，并经艰苦锻炼，已能扶一拐杖缓慢行进，1年后参加工作，2年后能去掉手杖跛行，后结婚生一子。

我体会使用补阳还五汤需要注意两点：一者辨证须是气虚血瘀之证，二者黄芪必需重用至120g，不宜少于60g方效，其他药量也可略为增加，但决不能轻重倒置。

五、表虚固之

李东垣认为，黄芪能补三焦之外又能实卫气。卫气者，温分肉而充皮肤，肥腠理而司开合者也。"实卫"就是"固表"。自汗一证，玉屏风散为疗效确切的名方。我体会此方不但治自汗，一些盗汗属气虚者亦适用。为了方便，常用汤剂，其份量为：黄芪12g，防风3g，白术15g，防风用量少于黄芪，白术的量是黄芪与防风的量之和（其理见"玉屏风散"），治自汗盗汗兼阴虚者，我喜用玉屏风散加生龙骨、生牡蛎各30g，或加浮小麦、糯稻根各30g，若汗出特多者加麻黄根10g。

治疮疡烂肉，黄芪也是一味重要药物，曾会诊一患者，腋下肿瘤摘除之后，伤口久不愈合，不断渗液，1 天要换多次纱布。用补益气血之剂重用黄芪 30g 后渗液减少，不到半月而伤口愈合，此黄芪内托之功也。小儿疮疖，逢夏则发，此伏彼起，实不少见，亦甚棘手。一军医小孩，自 2 岁开始，夏季疖疮发作，用抗生素稍好，稍好又发，反反复复，此伏彼起，至交秋乃愈。如是者 3 年，乃求助于余，时正 6 月，小孩满头疖疮。人虽不瘦而面黄唇淡，舌胖嫩，苔白，脉细，此正气虚不能抗御病邪所致，拟扶正祛邪标本同治。处方：黄芪、皂角刺、青天葵、野菊花、浙贝母、金银花、蒲公英各 9g，陈皮、白术、甘草各 6g，茯苓、绿豆、炙甘草各 12g，4 剂。疖疮乃不再起。其父翌年 1 月求治断根，为处预防方：黄芪 9g，防风、甘草、浙贝母各 6g，陈皮、白术、蒲公英各 12g，嘱其于 4 月开始，每周 2 剂。此后疮未再发。

六、证须审之

我虽喜用黄芪，但黄芪到底是药，不是粮，用之对证则效，用之不当则害人。余曾治一肺结核患者，于养阴除痰药中加入黄芪 9g，1 剂额部发热，2 剂全面发热，3 剂颈面均热，撤去黄芪热自消失。又治一中风患者，药后头皮发痒，体温增高，误以为外感，改用辛凉解表之剂，1 剂退热，再用黄芪 90g，又再发热，右上肢活动反而退步，乃知辨证不确当。细想患者脉虽虚大，但舌苔厚腻而舌质不胖亦无齿印，此证痰瘀比较，痰湿重于血瘀，改用祛痰为主，稍加祛瘀之药，以五爪龙代黄芪，证遂向好转。对于使用黄芪的指征，我认为舌见淡胖有齿印，脉虚大或寸部弱，再参察有否其他气虚之证候，便可考虑使用。至于用量之多寡，则要时时留意证候之变化，切戒墨守成规，刻舟求剑。

甘麦大枣汤

甘麦大枣汤为汉代《金匮要略》方，由甘草、小麦、大枣 3 味组成，能治疗"妇人脏躁，喜悲伤欲哭，象如神灵所作，数欠伸"。一些青年医生因其成方年代远古，组方简单，药不似药，故对其功效存疑。我却认为它是一张验、便、廉的好方子，根据临床经验，此方不仅治妇人脏躁，男、女、老、少（如小孩夜啼）用之对证都有效。

我除常用本方以治脏躁病及心脾不足的失眠证之外，对于一些病情比较特殊，不易用一般辨证理论加以解释而有心脾虚象的，往往喜用此方，或与其他方合用。若从西医辨病的角度来看，本方对于神经官能症有一定的效果，兹举几个病案以见一斑。

一、脏躁

解放前治一妇女，自诉见恐怖之物，心悸惊恐，整天要人陪伴。诊其面色青，舌色如常，脉弦。治以甘麦大枣汤，2 剂而愈。

1968 年治一女干部，心悸惊恐，一天晚上，家人外出，她坐于走廊上，竟不敢返回房间去。诊其舌嫩苔白，脉虚。处方：甘草 9g，大枣 5 枚，面粉 1 汤匙（冲熟服）。1 剂而愈。

关于脏躁的病理，不能如一般注释家以子宫血虚作解释。有些学者认为脏躁的发病原因，多由情志抑郁，或思虑过度，以至心脾受损，脏阴不足而成，是比较合理的。《金匮要略》于甘麦大枣汤煎法服法之后，有"亦补脾气"一句，有注释家认为是后世所加而主张删去。这种考虑似乎脱离了实践。心主神明，悲伤欲哭，象如神明所作，是病与心有关。但心与脾有密切的关系，甘麦大枣汤所治的情志之病往往兼见脾虚之证。甘草、小麦、大枣 3 药确有补养心脾的作用。

二、失眠

患者男，42 岁。因精神刺激，持续 5 昼夜不能入睡，遂见头晕，头痛，以后继续失眠不已（每晚服安眠药后只睡 3h 左右），病已 3 月，经住院未效。诊其舌质如常，苔白润，脉弦滑，血压 21.5/15.5kPa。处方：浮小麦 15g，甘草 3g，熟枣仁 24g，茯苓 12.5g，法半夏 9g，橘红 4.5g，竹茹 9g，代赭石 30g（先煎）。服药 6 剂（1 剂药煎 2 次服 2 天），血压降至 21/10.5kPa，睡眠正常。

此证由肝郁不舒以至肝阳上亢，血压升高而头晕头痛。但起病之由是精神受刺激，主要症状是失眠，故主用甘麦大枣汤加熟枣仁以养心脾而治失眠。苔白润而脉弦滑是兼有痰，故次用茯苓、半夏、橘红、竹茹以除痰；赭石、石决明以平肝。高血压重用甘草不宜，故只用 3g 另加熟枣仁以为辅助。

三、眩晕

患者女，工人，38 岁。2 年前觉头晕眼花，睡眠欠佳，下肢酸软乏力，胃纳尚可，二便正常。得病后屡用补气血，养肝潜阳，祛痰熄风及温补等法治疗未效。来诊时症状加剧，眩晕持续，不敢外出，若步行六七十米至百米左右则头晕加剧，需坐下休息片刻，方能继续行走。眩晕非旋转性，无恶心、呕吐、耳鸣，头部时有麻痹感。此外，背部汗出，汗出后背部觉凉，失眠多梦。胃纳一般，二便正常，月经准期而量少，经前后腰腹痛。诊其面色如常，唇色如常，舌尖红，苔白稍干，脉弦稍浮。检查：体温正常，血压正常，听力正常，血象及大小便常规无异常发现，X线胸透心肺正常。

从辨证看，头晕、失眠、多梦、脉弦，即所谓"诸风掉眩，皆属于肝"，似属肝风内动之眩晕，但历经养肝潜阳、熄风等方药均无效，可见本病虽与肝有关，但不是矛盾的主要方面。根据其每步行稍远即晕甚，休息后又能起行来看，则与神志有密切关系，故予甘麦大枣汤稍加疏肝健脾之药。方用：甘草9g，麦芽24g，大枣3枚，钩藤15g，素馨花6g，扁豆花9g，茯苓12g。2剂。钩藤、素馨花疏肝以治胁痛，麦芽亦有疏肝作用，故用麦芽不用小麦。

再诊：症候大致同前，胸胁痛已除而见腹痛，舌质红活，苔白润，脉弦。处方改为：甘草9g，大枣6枚，白芍12g，麦芽12g，面粉1匙（冲服）。服3剂后头晕大为减轻，以后以甘麦大枣汤加龙骨、牡蛎或糯稻根、白芍、首乌之属以养肝肾，或加参、术之属以健脾，治之4月而愈，追踪4年未再复发。

四、妊娠头痛

患者公社女社员，36岁。妊娠已3月，症见头痛，头部血管搏动不安，头晕，心慌心悸，手足发麻，失眠，左胁时痛，恶风寒，胃纳减，便溏。经某医院神经科检查未发现异常体征，诊断为神经官能症。患者精神负担很重，不但不能工作，且不能料理家务。诊其面色唇色如常，舌嫩苔薄白，脉弦。治法拟养心脾和肝胆，用甘麦大枣汤合温胆汤。处方：甘草9g，浮小麦30g，大枣3枚，竹茹9g，枳壳45g，橘红4.5g，法半夏4.5g，茯苓9g。3剂后，诸症好转，心慌、心悸减少。脉弦减而寸脉稍弱。照上方去法半夏加太子参12g以益气。服15剂后，精神转好，睡眠好，胃纳增，前额和后脑部仍有时痛，有时前额和后脑都发痒，发痒时觉舒服。头部血管搏动感觉大为减轻。心不慌，手足不麻，左胁于晚上仍有时痛。照上方服1个月，已基本治愈。为了彻底治愈和巩固疗效，继续以养心健脾为主稍予养肝为佐，方用甘麦大枣汤合四君子汤加枣仁、首乌，或去白术（于便秘时）加糯稻根，每日 1 剂或隔日 1 剂，再服药 2 个月。后顺产 1 婴。

五、关节痛

患者女，45 岁，干部。于 1973 年 7 月患左腕关节疼痛，怕风，风吹则全身疼痛，特别是肩关节为甚。进一步发展至大小关节疼痛，走路困难。至 1975 年，除关节疼痛外，全身皮肤像蚂蚁爬行，又疼又麻，坐立不安，整天难受，心慌。检查抗链球菌溶血素"O"及血沉均正常。1975 年 9 月来诊，症如前述，舌质黯淡，苔白薄，脉细。治以甘麦大枣汤合玉屏风散。处方：甘草 9g，大枣 6 枚，面粉 1 匙（冲熟服），黄芪 12g，防风 4.5g，白术 15g。因其怕风，风吹则痛甚，故除用甘麦大枣汤养心脾外，还合玉屏风散以固表。共服药 60 剂。1975 年 12 月 5 日再诊，蚂蚁爬行样感觉已消失，尚余游走样皮肤局部疼痛，关节时有轻度疼痛，仍怕风畏寒，舌黯淡，苔薄白，脉细稍涩。照前方加鸡血藤 30g 以养血熄风。共服 50 多剂，服药后有时自觉骶部皮肤如有风出，病已基本治愈。继续服前药数 10 剂善后，追踪 1 年多未见复发。

六、自汗

患者男性，42 岁，军官。症见自汗，恶风寒，稍一风吹即冷汗大出，心悸乏力，头晕，腰腿酸痛，腹胀，胃纳不佳，尿短黄，大便秘结。病已 1 年，住部队医院，诊断为自主神经功能紊乱。诊其舌质稍红，苔白，脉弦，两寸弱。治以甘麦大枣汤加味。处方：浮小麦 45g，甘草 9g，大枣 4 枚，糯稻根 30g，黄芪 12g，太子参 15g，茯苓 15g，白芍 15g。服上方 20 剂。再诊时诸症好转，恶风汗出已少，精神、体力见佳，舌红，有齿印，苔白稍厚，脉两寸弱，关尺稍弦。照上方加白术

6g。服 7 剂后，除迎风仍有少量汗出，睡眠欠佳之外，其他症状均已消失。再服方 15 剂而愈。追踪 2 年半未再复发。

此证以自汗为主症，汗为心液，心悸、腹胀、纳差等均属心脾两虚，故甘麦大枣汤之麦用浮小麦，取其能敛汗。四君子汤最初不用白术而加白芍，是因其舌红，便秘。用糯稻根与黄芪，意在加强固表敛汗。

七、体会

本方为治脏燥的有效方，方中甘草甘缓和中，小麦养心气，大枣健脾补中，药虽三味，心脾并补。《本草经疏》论小麦，认为除养心之外，"肝心为子母之脏，子能令母实，故主养肝气。"因药房常缺小麦，我喜用面粉代之，份量一般为 1 汤匙。可先用小量冷开水调为稠糊状，再用煎好滚熨之药液冲熟和匀即可。《素问·脏气法时论》："肝苦急，急食甘以缓之。"甘草又能缓肝急。故甘麦大枣汤除补心脾之外还兼治肝。上述 2 例脏燥证，用甘麦大枣汤治疗，效如桴鼓。可见经验之可贵，值得继承和发扬。

其他病例，虽然主证不一，均以甘麦大枣汤为主进行治疗，或兼治肝，或兼补气固表，或兼和胃除痰。虽治疗稍费时月，但能收到效果。这是甘麦大枣汤的变法。所谓变法亦不离谨守病机，辨证论治。即抓住心脾之虚象，病证特殊而又与神志方面有关者，分清有关脏腑的主次与其他方药合用。看来这一类疾病不仅是功能紊乱问题，而是脏腑本身先有所不足，外加损害，致脏腑受损不易恢复，所以治疗费时。

运用甘麦大枣汤为主，能治疗多种疾病。可见本方的作用不止局限于养心安神，甘缓和中。我认为此方有调阴阳，和营卫的作用。但在治疗中必须根据脏象学说五脏相关的理论，抓住心、脾、肝三脏以及他脏之间矛盾的主次用药，务达补益心脾以振元气调阴阳之目的。

珍 凤 汤

珍凤汤是我个人自拟的经验方剂，其方由珍珠草、小叶凤尾草、太子参各15g，茯苓12g，白术、百部各9g，桑寄生18g，小甘草5g组成。

常见妇女患慢性肾盂肾炎，往往反复难愈。用抗生素疗效欠佳。西医认为长期使用抗生素，细菌产生耐药性，或进入细胞内成为细胞内细菌，使抗生素失去杀菌能力，故慢性肾盂肾炎为比较难治而又有发展倾向的疾病。所谓发展倾向，指不但难以治愈，还可引发高血压、肾功能不全、尿毒症等病变。本病应属中医淋证中气淋、劳淋一类，乃邪少虚多之证。多因急性时期未彻底治愈，邪气深藏伏匿于内，正不胜邪，一遇劳累或伤精神或感外邪病即复发。发作之时可急可缓，急则邪热盛实，应以清热为主；缓则缠绵不已，应扶正祛邪，攻补兼施。治此病我喜用珍凤汤。

此方即珍珠草、小叶凤尾草合四君子汤再加桑寄生、百部而成。立方之意，乃根据脾胃学说，如张仲景有"四季脾旺不受邪"之说，李东垣有"内伤脾胃百病由生"之说。本病既是邪少虚多之证，要使正气充足以逐邪气，健脾就是重要的一着，故用四君子汤以健旺脾胃，调动人体之抗病能力；用"珍、凤"以祛邪，形成内外夹击之势。百部佐"珍、凤"以逐邪，现代之研究证明，百部有抗菌（包括大肠杆菌）之作用。桑寄生，《本草经》"主腰痛"，《本经再新》"补气温中，治阴虚壮阳道"，现代之研究"治动脉硬化性高血压"及"治郁血性肾炎"。我意桑寄生既能帮助扶正，又入肝肾经，为本方之使药。

上方可根据患者不同情况随证加减。兹试举一病例如下。

1973 年曾治一妇，患泌感、肾性高血压已 1 年多。经肾盂造影，诊断为两肾盏先天性畸形，肾图检查为左肾已失去功能，小便检查有红、白细胞，尿蛋白（＋＋），小便培养有大肠杆菌生长，曾用各种抗生素均不敏感，血压 130/110mmHg（17.3/14.3kPa）。症见：头晕，神疲，胃纳不好，小便频少，不能工作。诊其人瘦，面色少华，舌淡嫩边红、苔白，脉细稍弦而寸弱，乃予珍凤汤加味治之。处方：小叶凤尾草、珍珠草、桑寄生、茯苓各 12g，鸡内金 6g，茅根 18g，小甘草 5g。服上方半年多，胃纳转佳精神振作，已恢复全天工作，小便检查尚余蛋白微量，白细胞几个，多次尿培养已无大肠杆菌生长，血压稳定在110/90mmHg～120/100mmHg（14.6/12kPa～15.9/13.3kPa）。病至此，邪已近尽，转用补脾肾以收功。追踪数年未见复发，并告我她居住地的一妇幼保健院院长得知此方疗效，试用此方治疗此病数人，亦收良效云云。

珍珠草与小叶凤尾草，是广东常用之草药，两药都有清热利湿、消肿解毒之功，都能治疗肠炎、痢疾、尿路感染、肝炎、痈肿疮毒；珍珠草兼有平肝之功，故又能治小儿疳积，火眼目翳；小叶凤尾草兼有凉血止血之效，故又能治衄血、便血、尿血等血证。我常用的两味草药配为药对，治疗热淋水肿（阳水），疗效较佳，鲜者效果更好。用量：鲜者各 30g，干品各 15g 左右。

对于热淋（急性泌尿系感染）可以独用珍珠草与小叶凤尾草，亦可稍加清热祛湿之品如苡米、车前之属；若舌红苔薄有伤津现象者，注意勿利水太过，可用"珍"、"凤"加导赤散治之。

玉 屏 风 散

治疗表虚自汗用玉屏风散出自《丹溪心法》，这是中医所公认疗效确切的名方。方剂由黄芪、白术、防风组成，功能益气固表止汗。其中用黄芪益气固表为君，臣以白术健脾，合君药以资气血之源；佐以防风走表而祛风邪，合黄芪、白术以益气散邪；三药合用，托里固表，玄府闭合有度，故能治疗表虚之自汗。这尤如一屏风护卫于肌表，故得玉屏风之名。

我体会此方不但能治自汗，一些盗汗属气虚者亦适用。临床上常用汤剂，根据个人经验，其用量为：黄芪 12g，防风 3g，白术 15g。我认为，其组成份量比例颇需研究，较为重要的有两点：其一，防风用量要少于黄芪，这是根据东垣防风能制黄芪，黄芪得防风其功愈大之说，又因防风为疏散之品，汗症不宜多用，与黄芪相配达相畏相使之目的便可；其二，白术的量须是黄芪与防风之和，这是根据"发在芪防收在术"之意，一走一守，达表"实卫"。曾有 1 例自汗盗汗之患儿，治以玉屏风散，稍效，后因药房缺白术，找余商量，因我不在，另一医建议用苍术代之，结果大汗淋漓！这是不明方意，不知苍术辛燥发汗，阴虚内热，气虚多汗者忌服之过，只走不守，发散不收，故汗水淋漓！

临床上运用时，若见自汗盗汗兼阴虚者，我喜用玉屏风散加生龙骨、生牡蛎各 30g，或加浮小麦、糯稻根各 30g；若汗出特多者，则加麻黄根 10g。至于纯阴虚之盗汗，我认为当归六黄汤往往效如桴鼓，此处只言玉屏风，故不赘述。

玉屏风散不仅能治汗，而且能预防外感，对于体弱表虚易患感冒之患者尤为适宜。我曾建议某中医院按上述比例制成玉屏风散，每用10～20g水煎服，每天1剂，服半月至1月，以取代丙种球蛋白以治容易感冒之患者（该地喜用丙种球蛋白成风），这既可发扬中医特色，又可减轻患者的经济负担，更可避免染上某些难治之疾，何乐而不为！事后了解，据说有相当好的效果。

若深究其能预防感冒之理，我认为柯韵伯之论较有启发，现录之，与同道共同学习。柯韵伯在《名医方论》中指出："邪之所凑，其气必虚。故治风者，不患无以驱之，而患无以御之；不畏风之不去，而畏风之复来。何则？发散太过，玄府不闭故也。昧者不知托里固表之法，遍试风药以驱之，去者自去，来者自来，邪气留连，终无解期矣。防风遍行周身，称治风之仙药，上清头面七窍，内除骨节疼痹，外解四肢挛急，为风药中之润剂，治风独取此味，任重功专矣。然卫气者，所以温分肉而充皮肤，肥腠里而司开合，惟黄芪能补三焦而实卫，为玄府御风之关键，且有汗能止，无汗能发，功同桂枝，故又能除头目风热大风癫疾、肠风下血、妇人子脏风，是补剂中之风药也。所以防风得黄芪，其功愈大耳。白术健脾胃，温分肉，培土即以宁风也。夫以防风之善驱风，得黄芪以固表，则外有所卫，得白术以固里，则内有所据，风邪去而不复来，此欲散风邪者当倚如屏珍如玉也。"

根据异病同治之理，余曾用玉屏风散治愈1例面肿如球之怪病。1961年与广州中医学院1959年高研班学员到某军区医院搞科研时，该院一护士之子，5岁，患怪病，面肿如球，病已将月，按之空虚，随指而起，似面皮之下充气一般，但无皮下气肿之握雪感，从头肿至颈部。舌嫩，因此考虑乃气虚所致。头为阳，面皮属表，故当以表虚论治。方用玉屏风散加五味子。处方：黄芪12g，防风3g，白术18g，五味子4.5g。每日1剂，复煎取玉屏补气固表，五味子敛其浮阳。服药9天，病霍然而愈。

六味地黄丸

六味地黄丸，原名地黄丸。是宋·钱乙《小儿药证直诀》方。本方即金匮肾气丸减去桂枝、附子而成。自从钱氏之地黄丸出，六味与八味便成为补肾阴与补肾阳两大法门。王冰倡导的"益火之源以消阴翳，壮水之主以制阳光"之论，得到六味与八味的治疗效果的证实。肾属水为阴中之阴，故补肾阳要在补肾阴的基础之上，也因六味与八味的广泛应用，而升华成为五脏系列方剂。如治肝肾阴虚的杞菊地黄丸，治肺肾阴虚的麦味地黄丸，治阴火过旺之知柏地黄丸，治肾阴虚气喘之都气丸。以上各方都成为常用之名方。

六味地黄丸的确是一张很好的方子，有补有泻，以补为主，相辅相成，其中奥妙，恐怕要等现代化学深入发展再进行研究，才能得其药理。在我的经验中，喜用六味八味而少用张景岳氏的左归、右归。当然左归丸（饮）、右归丸（饮），对于那些虚损甚而胃肠尚能受纳者，不失为良方，不可抹煞。下面我举几个运用六味地黄汤的经验，供参考。

患者李某，向患肺结核，为阴虚火旺之体质。曾患失眠，中西药久治不愈，越来越重，乃住于某医院，用尽各种药物与方法未效。我到医院探病，顺为四诊，人瘦削甚，面白潮红，唇色鲜红，每夜只能睡眠1~2h，心烦不安。两手心热，舌瘦嫩，质红少苔，脉细数无力，尺寸俱弱，此阴损及阳，气阴两虚，阴阳失调，阳气浮越，夜不交于阴所致，治宜益气养阴。方用六味地黄汤加高丽参9g（另炖兑服）。隔2天再探视，问知某老师认为已经失眠，岂可服高丽参？但病仍未愈，我建议仍用前方，试服 1 剂，睡眠时间延长，3 剂基本治愈。失眠已致元气大虚，不用人参以大补元气，虽有六味汤之补肾阴，阴阳仍不能和调。我还曾用六味地黄汤加党参和太子参以治不育症，试举其中 1 例：冯姓青年，农民，娶远房同宗之女为妻，结婚 3 年不孕，并非近亲结婚的关系，而是男方不能人道，观其外表，个头比较高大，力气过人，诊其面色如常，舌嫩胖，脉虚大。《金匮要略》："夫男子平人，脉大为劳，极虚亦为劳。"今冯氏外表一如平人，脉虚大而不能人道，是虚劳证。先按《金匮要略》法用桂枝龙骨牡蛎汤加黄芪 30g。服半月后，脉大稍减而尺弱，改用六味地黄汤加党参 30g，以益气补肾阴。服药半年已能人道。女方因久不得人道，人转瘦，月经失调，曾予调经，能人道后不久得孕，但未能固胎而流产，又为之调补气血冲任。男方继续服六味地黄丸加党参。3 年前后生 2 男孩。

20 世纪 60 年代在某医院会诊一男孩，7 岁，病哮喘，连续哮喘不停已 2 天，病孩辛苦甚，医生说：这是哮喘持续状态，已用尽西医治法未效。诊其面色尚泽，唇红，舌红无苔，脉细数而两尺弱，此肾阴虚甚，肾不纳气所致，乃予六味地黄汤加蛤蚧 9g（1 只），1 剂而哮喘停止。此方以六味地黄汤治其本，蛤蚧补肺益肾、定喘止嗽，既能治标又治其本，故其效出乎我的意料之外。当然，蛤蚧治哮喘是有效的。曾见一中医用蛤蚧两对（活蛤蚧去内脏）浸酒服，治疗断根。可见哮喘并非不治之症，不过一般要治断根还是不那么容易。

哮喘西医都认为是过敏所致，我发现不少患者因睡竹席而起。对那些夏天哮喘发作的患者，必须问其睡什么席，如睡竹席或藤席，若不换席，必难治愈。物理因素往往是发病的主要因素，不可不知。

近来有些学者，见西医对脑的研究多彩多姿，越来越深入，反观中医论脑却过分简单，实在相形见拙，于是有人提出"脑主神明论"，意图发扬中医之理论，从百家争鸣的角度看，这样做未尝不可，但不知这样一来，便将中医之脏象学说抛掉了！中西医对号入座以求发展往往适得其反。脑的实质与功能尽在五脏六腑之中，而主要则概括于心与肾中，何以见得？"心主神明"比较明确且勿具论，肾主骨，骨生髓，脑为髓海，齿乃骨之余，故治骨、治齿、治脑往往通过治肾而取得效果。我曾治一弱智儿童，正读二年级，成绩欠佳，尤其是数学一门最差劲，很简单的算题，反复教导就是不明，总不及格，请为诊治。遂书六味地黄丸，每日 10g 水煎连渣服。半年后喜告智力有发展，数学已及格了。最近治疗 1 例语迟之病孩，已 2 岁多仍不会讲话，连爸爸妈妈二字的发音也不准，身体瘦弱，走路也要扶着，舌嫩淡，指纹淡而脉虚，用地黄饮子加减，服半月，讲话走路、肢体都有进步。地黄饮子由肾气丸化裁而成，功能补肾益精，治语声不出，近人用治动脉硬化、中风后遗症等属于肾阴阳两虚者。足证肾与脑的关系中医自成系统。至于肾与齿的关系，如我院有 1 位毕业同学治疗 1 例已 4 岁仍不出牙的儿童，用六味丸治疗，牙得生长。又有一西医之子，多年来屡用金霉素与土霉素，旧牙脱去新牙老是长不出来，我用六味地黄丸而收效。中老年人之牙周炎，多由肾阴虚所致，我亦喜用六味地黄丸，有一定效果。

可以断言，离开中医之理论体系去对西医之号，欲求发展是行不通的。否则脑－髓－骨－齿－肾这一网络之链就被打断了，前人的宝贵经验也就抛弃了！中医沿着自身的发展规律，以中医理论体系为主吸取西医之长以及各种新技术为我所用，才会飞跃发展。

我院李氏之女 15 岁，两足站立稍久即足发红，甚则脚掌前半均红，两手手指天气未冷而时见红肿有如冻疮，不痛不痒，病已数年，历经广州几家大医院反复检查，或说是雷诺病，或说是红斑狼疮，但最后没有得到确诊。诊其人瘦，面色尚润，舌质嫩红，苔薄甚，脉细稍数尺弱，乃舍症从脉从舌，辨证为肾阴虚，予六味地黄汤，服数月而愈。

六味地黄丸之适应证不少，但必须在辨证的指导下使用，不能滥用。陈修园《医学实在易》就有久服地黄暴脱之说。陈氏说：久服地黄暴脱证，有些小病，本来可以不用服药，但过于讲究补养，医生投其所好，以六味地黄丸、八仙长寿丸、阿胶、海参胶……等滋腻补剂，连归脾汤、逍遥散也加地黄，服之良久，不见其益亦不见其害。但满腔中俱是浊阴弥沦，偶然因其他诱因发病猝然失去知觉，痰涎壅盛，吐、泻、大喘、大汗等证与中风无异。陈氏认为这是补水滋水太过，以致水邪滔天，一作不可救止。应治之以大剂通脉四逆汤加减，或大剂术附汤加姜汁，或于前二方中重加茯苓。陈修园所讲的这类病症，我见过1例。1位久患肺结核的患者，因喉咙声嘶，服了一段玄参、生地之类药而突然昏迷，痰多，汗出，当时与刘赤选老师共同会诊，重用四逆汤加人参，但终不能挽救。陈氏告诫我们，虽然药似平和，终有所偏，不能盲目地久服。当然有些虚损之证，非十天半月所能治愈，非半年或一二年长期服药不愈，这就要讲究辨证论治的功夫了。

五灵止痛散

痛证被卫生部列为 1983 年全国中医急症攻关协作项目，为配合这一全国性中医急症科研工作，我献出家传验方——"五灵止痛散"。

一、验方来源及药物组成

五灵止痛散即由失笑散（五灵脂、蒲黄）合冰片（梅片）组成。它是我父邓梦觉先生所拟的止痛药散，用以治疗各种急性痛证，加之自己长期临床实践验证疗效确切。

失笑散源出于宋代《太平惠民和剂局方》。《太平惠民和剂局方》是由宋代官商设立的和剂局（即现药局）出版，和剂局专门管理药材和药剂的经营业务，它将各地所献医方经试验有效后，依方发售，失笑散就是经当时国家药局试验有效可发售于市民的一张方子及一种药散，历史悠久，因而它治疗痛证疗效可靠。

失笑散药性平和，味数简单，五灵脂、蒲黄活血祛瘀，通利血脉止痛，古人谓用本方后，痛者每在不觉之中诸痛悉除，不禁欣然失笑，故名失笑散。近人对失笑散进行药理研究，证明它能够提高机体对减压缺氧的耐受力，降低心肌耗氧量，增加动脉灌流时间，防止或削弱动脉血栓形成，并对机体有明显的镇静止痛作用。失笑散中的单味药物，五灵脂能够缓解平滑肌痉挛，蒲黄可缩短凝血时间。所以，明代李时珍《本草纲目》上记载：五灵脂"主气血诸痛"，男女一切心腹、胁肋、少腹诸痛、疝痛、血痢、肠风、腹痛、身体血痹刺痛；蒲黄"凉血活血，止心腹诸痛"。古人的临床经验与现代药理研究结果是一致的。

前人用失笑散止痛，偏重于血瘀方面，而对气滞、邪闭所致的痛证似兼顾不够。不通则痛，痛则不通，这是中医认识痛证的高度理论概括，也是临床用药的理论依据。因此，如果在失笑散里再加入一种强有力的通利脉络、走窜气分的药物，其止痛效力会得到更大发挥。经过几十年的临床摸索，认为冰片（梅片更佳）最合适。冰片是凉开药，气味芳香走窜，有行气通络、辟秽开窍、清热止痛的作用，加入失笑散方子，相得益彰。然药方份量之比例，又几经研究加以调整，时历半个世纪方才定型。按定型后的份量配制的药散疗效肯定，嗣后该药交广州中药三厂采用新工艺研制成成品药投放市场。

二、药理毒理试验报道摘要

（1）五灵止痛散 1.25～2.5g/kg 能减轻小白鼠小肠蠕动，它与吗啡、阿托品能抑制小肠的推进运动的药理作用相似，从而提示五灵止痛散很可能是一个镇痛药或解痉药。

（2）五灵止痛散对醋酸引起的小鼠扭体反应有抑制作用。以 1.25g/kg 的抑制扭转反应率是 51.2%，而 2.5g/kg 的抑制扭转反应率是 65.2%，与对照组比较有非常显著性差异。这一特性与延胡索乙素相似，对月经痛疗效好。

（3）对外源性组织胺和乙酰胆碱引起离体回肠收缩有松弛作用，证实了五灵止痛散能对抗致炎、致痛介质组织胺和乙酰胆碱。

（4）五灵止痛散小鼠灌胃给药，观察 7 天，其 LD_{50} 大于 7200mgg/kg，未发现有明显毒副作用，可见本品毒性低，是一种较理想的止痛药。

以上来自广州中药三厂内部资料张荣《五灵止痛散鉴定材料》。

三、临床用药观察

五灵止痛散于 1983 年 1 月份开始，先后在广州中医学院附属医院、广东省中医院、广州市第一、二人民医院、佛山、江门、台山、新会中医院等 8 个医疗单位进行临床验证，共观察 554 例患者，总有效率为 88.8%，其中临床显效率为 35.02%，现将情况分述如下。

1. 一般资料

男性 253 例，女性 301 例。年龄最小 13 岁，最大 85 岁。病史最短 1 小时，最长 12 年。其中广州中医学院附属医院观察之 100 例全部为急诊入院的留观病例，病情均较重，有详细的病历资料，在 100 例痛证患者中，内含西医诊断为血管性头痛、冠心病心绞痛、肺炎、胸膜炎、消化性溃疡、胆囊炎、急性胃肠炎、慢性胃炎、尿路感染、风湿性关节炎、肿瘤等 16 个不同病种所致之痛证。

2. 观察方法

对各种痛证患者无选择性地用药，每次用五灵止痛散 0.3~0.6g，痛时开水送服；心绞痛或疑似心绞痛者，可于舌上含服。牙周病或龋齿烂牙所致疼痛，可将药散涂擦患处。在广州中医学院观察室里的病例，因病情较重，多以常规给药方法，即每日 3 次或 4 次。

3. 疗效标准

显效：服药后止痛效果显著，即服药后 10min 疼痛消失，服药次数为 1~2 次。有效：服药后有止痛效果，即服药后 30 分钟至 2 小时内疼痛逐渐缓解，服药次数为 2~4 次。无效：服药 5 次以上仍未见疼痛缓解者。

4. 疗效分析

临床观察 544 例，显效 194 例，有效 298 例，总有效为 88.8%，无效 62 例，占 11.2%。详见表 1。

表 1   五灵止痛散临床止痛观察结果

病证	例数	显效	有效	无效
头痛	11	3	7	1
牙痛	11	7	4	0
胸痛	59	25	32	2
胃脘痛	223	89	107	27
胁痛	20	6	8	6
腹痛	74	27	41	6
腰痛	8	3	4	1
痛经	80	32	44	4
四肢关节痛	37	1	32	4
皮肤病疼痛	15	0	13	2
肿瘤疼痛	16	1	6	9
合计（%）	554	194（35.02）	298（53.79）	62（11.19）

根据五灵止痛散临床 554 例不同病种的观察，以胸痛、胁痛、胃脘痛、腹痛、妇女痛经为最多（共 456 例），疗效也较好，总有效为 411 例，占 91.13%；无效只占 45 例，为 9.87%。而牙痛、头痛、腰痛、四肢关节痛、扭挫伤或骨折疼痛、肿瘤及皮肤病疼痛共 98 例，总有效为 81 例，占 82.65%；无效为 17 例，占 17.35%。这说明许多疾病均

可导致急性疼痛，痛证临床涉及面较广泛，而五灵止痛散对各科各种痛证均有一定的疗效，尤以胸腹部疼痛效果最好。

5. **典型病例介绍**

（1）胸痹（冠心病、心绞痛）　吴某，男，53 岁，干部。1983 年 3 月 23 日上午以"心前区闷痛"为主诉入院。患者曾于 1982 年 6 月在广东省某医院住院诊断为下壁心肌梗死，经抢救后好转出院，一直靠服用消心痛维持。但近 4 天来心前区闷痛反复发作，伴心悸、气短、汗多、作呕、口干苦。检查：脉搏 92 次/分，血压 13.3/10.7kPa，精神倦乏，短气懒言，形体肥胖，心率 92 次/分，律整，心音低钝。心电图：慢性心肌缺血。舌瘀暗，苔黄腻，寸口脉弱，关脉弦。中医诊断：胸痹证。西医诊断：冠心病、心绞痛、陈旧性心肌梗死。处理：五灵止痛散 0.3g 舌上含服，服后 30min 心前区疼痛消失，且无既往服西药消心痛后头发胀之感觉。留观期间以五灵止痛散 0.3g 每日 3 次常规口服，并停用消心痛等西药，3 月 27 日心电图复查结果："心肌供血改善，属正常心电图。"

（2）胃脘痛（慢性胃炎）　苏某，女，57 岁，社员。1983 年 3 月 27 日上午 10 时入院。患者主诉上腹部隐痛 3 个月，伴嗳气反酸，胃纳差，口干，腹压痛，喜按，无反跳痛。舌胖淡嫩，苔薄黄，脉弦细。大便常规：钩虫卵（＋）、鞭虫卵（＋）。潜血试验阳性（＋＋＋）。胃镜检查：慢性浅表性胃炎。中医诊断：①胃脘痛（慢性胃炎），②虫证（钩虫感染），③血证。处理：入院后即以五灵止痛散 0.6g 口服，每日 3 次，疼痛逐渐缓解，4 小时后疼痛无再发作。次日又继续以五灵止痛散 0.6g，每日 3 次，连服 12 天，并配以和胃疏肝、清热理气中药、西药驱虫，住院期间未有用其他特殊止痛药物。患者于 4 月 8 日出院，胃脘痛证消失，大便常规检查及潜血试验均转阴性。

（3）胁痛腹痛（胆道蛔虫症）　黄某，男，27 岁，工人，1983 年

4月21日晚上10时20分入院。患者右腹及脐周阵发性疼痛2天，在厂医疗室肌注止痛针（不详）2次，未见好转，1h前又再发阵发性腹痛，呕吐胃内容物，口干口苦，前往附院急诊收住入观察室。查：急性痛苦病容，辗转体位，心肺未见异常，腹肌稍紧张，右上腹及脐周压痛明显，反跳痛（±）。舌质红、苔黄腻，脉弦紧。血象：白细胞 $14 \times 10^9/L$，中性粒细胞 0.19，淋巴细胞 0.20，嗜伊红细胞 0.61。大便常规：蛔虫卵（+）。中医诊断：腹痛（实痛）、胁痛（虫痛）。西医诊断：腹痛原因待查（胆道蛔虫）。处理：即用五灵止痛散 0.6g 口服，10min 止痛，患者自诉吞服五灵止痛散后胸腹有冰凉舒服感觉。后又按常规 0.6g 每天 3 次，连服 4 天，中药胆蛔汤加味驱蛔，4月25日出院，临床症状及腹部体征全部消失，血象复查正常。

（4）痛经　何某，女，14岁，学生。1983年12月22日晚上9时20分急诊。主诉小腹疼痛1天。患者月经初潮3次，每次月经来潮时第2天少腹疼痛。本次月经12月22日来潮，少腹阵阵作痛，面青，伴有便意，频厕不解，月经周期短，量一般，色深红，有瘀块。诊断：痛经。处理：五灵止痛散 1g，分 2 次服，9 时 20 分服 0.5g，痛势减轻，继服 0.5g，9 时 50 分疼痛完全缓解。（新会县中医院提供）

（5）带状疱疹疼痛　朱某，女，50岁，工人。1983年4月15日就诊，主诉右胸胁疼痛起水疱已1周。检查：右胸胁部有多片簇集之小水疱，基底皮肤潮红，各片水疱沿肋骨走向呈带状分布。诊断：带状疱疹。处理：五灵止痛散 1g，服药 2h 后疼痛即明显减轻，其后连续服用，谓服该散后止痛效果能维持 5h。（广东省中医院提供）

四、讨论

（1）家传验方五灵止痛散，交由广州中药三厂采用新制备工艺研制后，在临床验证中，证明其疗效可靠，与原手工制作之药散疗效基本一致。广州中医学院附属医院急诊室首先应用五灵散观察各种痛证100例，总有效率为88%；全省8家医院（含中医学院附院）共观察544例，总有效率亦为88.8%。经过严格的临床验验确认五灵止痛散疗效稳定。

（2）五灵止痛散为中医治疗急性痛证开辟了又一新途径。我们认为用其治疗痛证，还须结合病因考虑，五灵止痛散用于症状治疗，意在急则治其标；病因治疗在后，意在图其本。这样既可以观察到止痛散的疗效，亦有利于症状缓解后，赢得时间进行辨证论治。

（3）据临床观察，五灵止痛散对于胸腹部位的疼痛效果较好。据记录，最快10min，最慢4h，完全止痛一般在30至60min。其止痛有效维持时间，0.6g一般可维持1~2h，最长可达12h。它与西药杜冷丁（止痛作用快，维持2~4h）、吗啡（止痛维持4~6h）、阿托品（解痉止痛维持4~8h）相比，虽然略逊一筹，但它对于一些诊断不明或久治不愈并伴有口干口苦的疼痛性疾病尤为适宜。

（4）综上所述，从五灵止痛散验方来源及文献之整理，到实验室试验及毒理试验检测结果，最后通过临床病例验证观察，证实该药具有行气通经、祛瘀散结、芳香辟秽之功效，临床适用于因气滞、血瘀、邪闭所致的胸胁痛、胃脘痛、痛经、腹痛、头痛、牙痛等，亦可用于扭挫伤、骨折、肿瘤所致的痛证。该药于1984年8月通过广州市卫生局组织技术鉴定，由广州中药三厂（现名广州众胜制药厂）生产出品，批准文号为：粤卫药准字（85）第AB-024号（散剂）。粤卫药准字（85）第AB-025号（胶囊剂）。

五灵止痛散散剂：用开水送服或舌上含服，每次0.3~0.6g，痛时服用。

医 案 一 束

乙型脑炎

蔡某，男，7岁。

初诊：1958年7月9日（广州市儿童医院会诊）。

病史：发热已5天，今早体温极高（40.3℃）。

诊查：面红唇赤，口渴，神志模糊，间有抽搐。舌苔厚黄，脉滑数。

辨证：证属暑温。

治法：清热化湿开窍。

处方：生石膏60g（先煎），知母9g，甘草3g，石菖蒲1.2g，连翘12g，金银花15g，芦根12g，天花粉12g，滑石15g（先煎）。

紫雪丹1支，分2次隔3h服1次。

二诊：7月10日晨。热度略低（39.6℃），其他症状如前。

处方：生石膏60g（先煎），滑石24g（先煎），川黄连4.5g，芦根30g，知母9g，甘草3g，天花粉12g，全蝎3g，连翘12g，石菖蒲1.2g，钩藤7.5g，金银花15g。

安宫牛黄丸1粒，至宝丹1g，两药合作3次服，每隔2h服1次。

三诊：7月10日午。前服汤药1剂，证无大变化，继予下方药服之。

处方：淡竹叶12g，甘草3g，知母9g，生薏苡仁12g，生石膏60g。

另用冬瓜、莲叶、生薏苡仁煎汤作茶。

四诊：7月11日。热略退，面赤唇红，手指微有蠕动。舌质深红，苔黄白，脉滑数。

处方：生石膏 60g（先煎），生薏苡仁 12g，知母 9g，甘草 3g，淡竹叶 12g，石菖蒲 4.5g。

至宝丹 1.8g，分 3 包，每 3h 服 1 包。冬瓜、莲叶煎水作茶。

五诊：7 月 12 日。热退，面微赤唇红，嗜睡，神志未完全清醒。舌苔黄，脉数。

处方：黄芩 9g，金银花 12g，石菖蒲 4.5g，黄连 4.5g，西瓜皮 15g，天竺黄 9g，竹叶 9g，连翘 9g，滑石 15g（先煎），鸡内金 9g。

至宝丹 1g，分两次服。冬瓜、莲叶、薏苡仁煎汤作茶。

六诊：7 月 13 日。热退，眼赤，神志较清醒，不大便数日。舌苔黄较前薄，脉数。

处方：西瓜皮 15g，谷芽 9g，天竺黄 9g，鸡内金 9g，黄芩 9g，竹茹 9g，枳壳 4.5g，土银花 9g，玄明粉 9g（冲服），甘草 3g。

冬瓜、莲叶、薏苡仁煎汤作茶。

七诊：7 月 14 日。已无发热，神志较清醒，眼赤减退，未下大便，舌苔薄黄，脉数。

处方：西瓜皮 15g，冬瓜仁 30g（打），甘草 3g，土银花 9g，黄芩 9g，薏苡仁 12g，谷芽 15g。

八诊：7 月 15 日。神志清醒，惟神疲肢怠，已大便，胸出痦，舌微有黄苔，脉滑数。

处方：冬瓜仁 30g，生薏苡仁 13g，甘草 3g，茯苓 15g，山药 12g，鸡内金 9g，花旗参 4.5g（另煎）。

是日下午 5 时半针足三里、合谷（双）。

九诊：7 月 16 日。神志清，惟神疲肢怠，胃纳不爽，胸部白痦稍退。舌苔微黄，脉滑数。

处方：花旗参 4.5g（另煎），薏苡仁 12g，茯苓 15g，山药 15g，甘草 3g，西瓜皮 12g，冬瓜仁 24g（打）。

十诊：7 月 17 日。神志清晰，白㾦已退，仍疲倦，不思食。舌苔微白，脉略数。

处方：花旗参 4.5g（另煎），生薏苡仁 24g，山药 15g，茯苓 9g，南豆花 6g，谷芽 9g，甘草 1.5g，竹叶 6g。

十一诊：7 月 18 日。神志好，能起床步行，二便如常。舌苔白薄，脉略数。

处方：生党参 30g，白芍 9g，茯苓 25g，山药 24g，甘草 6g，谷芽 6g，鸡内金 9g。

观察 3 天，病愈出院。

〔按语〕 1958 年，广州地区出现乙型脑炎，根据治疗过程中的观察，它同 1955 年石家庄流行乙型脑炎（偏热）、1956 年北京市流行乙型脑炎（偏湿）都不相同。石家庄流行者偏热，故治疗以大剂清热为主；北京者偏湿，所以以化湿浊为主。而此次广州流行乙型脑炎之前多雨，发生之时天气极热，所以发病一般多表现为热盛湿伏，所谓外邪热盛而内有伏湿，这是中医辨证所不能忽视的。

从上述病例及同期治疗的其他病例来看，以白虎汤去粳米，加薏苡仁或其他清暑去湿药，如西瓜皮、鲜荷叶、冬瓜、淡竹叶等适用于发热前期，容易退热和减轻症状。后期昏迷抽搐，则量度症情而使用牛黄丸、紫雪丹和至宝丹。至于热盛生风或热极者宜酌用犀角、羚羊角，或以羚羊角骨代羚羊角，亦可收到一定功效。熄风则重用石决明。湿气留连中焦气分，应注意其脉象，见有虚象，应加入人参以固气，但湿脉亦似虚象，其间宜细辨。后期宜及时固脾，因湿乃脾土之邪，及时固土，则四肢健运；气足脾旺，可以减少后遗症而加速体力的恢复。但应注意用得其时，否则助邪。

清代医家叶天士说："或透风于热外，或渗湿于热下；不与热相搏，势必孤矣。"这是指导温病治疗的至理名言！而清代医家王孟英加以发挥说："或遇阴雨连绵，湿气感于皮毛，须解其表湿，使热邪易外透而解，否则湿闭其热而内侵，病必重矣。其夹内湿者，清热必兼渗化之法，不使湿热相搏，则易解也。"推之则外风宜透达于外，内风宜降熄于内，则热势孤而得清，暑温亦不例外也。

乙型肝炎

卢某，男，20 岁。

初诊：1979 年 12 月 13 日。

病史：患者于 1979 年 5 月初突发恶寒发热，高热达 39℃，并见头痛全身不适，当地卫生院按"流感"治疗，3 日后热退，惟觉易疲劳，胃纳不佳，失眠多梦，右胁部时觉隐痛。直至 9 月 13 日查体，发现肝大胁下 1.5cm，即到广州某医院检查：肝功能谷丙转氨酶 217U，其余项目正常，HBsAg 阳性，超声波示较密微小波。诊为"乙型肝炎"。至今已 7 个月。

诊查：诊时除上述症状加重外，并见烦躁，右胁肋闷痛持续而明显，舌淡嫩，有齿印，苔厚浊，脉弦稍数，两寸稍弱。

辨证：胁痛（乙型肝炎），证属脾虚肝郁。

治法：健脾舒肝。

处方：①太子参 18g，茯苓 15g，白术 12g，川萆薢 10g，麦芽 30g，大枣 4 枚，甘草 5g，黄皮树叶 12g（注）。

②柴胡 10g，枳壳 6g，白芍 15g，太子参 24g，茯苓 15g，白术 15g，

黄皮树寄生 30g，甘草 5g。

嘱两方药交替服用，每方药连服 3 天后即转用另方药。

治疗过程中曾根据病情需要，适当选加山药以健脾，郁金以舒肝，玄参、石斛、沙参、天花粉、旱莲草、楮实子以养护肝阴。连续服药至 1980 年 7 月 3 日，上述症状基本消失，精神、胃纳均佳，再到该医院复查，肝功正常，HBsAg（±），超声波示肝区稀疏微波，未见明显炎症波型。至此病已基本痊愈，惟肝区时有不适，难入睡易醒等肝炎后综合征症状，乃嘱服健脾之剂以善其后。

注：黄皮为南方一种水果，叶有解毒疏肝作用。

〔按语〕　慢性肝炎反复难愈，怎样寻找更有效的根治途径和方药，是目前亟待解决的课题。

从临床上来看，慢性肝炎患者，大都表现为倦怠乏力，食欲不振，身肢困重，恶心呕吐，腹胀便溏等一系列脾虚不运之证，以及胁痛不适，头目眩晕等肝郁症状。因此，本病病位不单在肝，更重要的是在脾。

本病的病因病机：若患者湿热邪气外袭内蕴于脾胃与肝胆，则发为急性肝炎；若患者脾气本虚，或邪郁日久伤脾气，或肝郁日久横逆乘脾，或于治疗急性肝炎的过程中寒凉清利太过伤及中阳，均可导致脾气虚亏，而转变为慢性肝炎。此时矛盾的主要方面已由邪实（湿与热）转化为脾虚（正虚），故此慢性肝炎之本乃为脾虚。

在疾病发展过程中，由于脾虚不运，可致湿浊内生，湿郁日久则可化热；或气血运行失畅，而致瘀血内留；或气血生化之源不足，阳损及阴，而致肝阴不足；或脾虚及肾，而致脾肾两虚。临床上则可出现各种相应的兼挟证候。但脾气虚这一基本证候，作为共性症状，始终存在于绝大多数慢性肝炎患者身上。

根据上述认识以及五行学说中"见肝之病，知肝传脾，当先实脾"

的理论，笔者认为脾病固当治脾，肝病亦当先"实脾"。本病病位在肝脾两脏，而主要是在脾，脾虚是本病的主要矛盾，故应以健脾补气、扶土抑木为治疗慢性肝炎总则。

临证余常选用自拟慢肝六味饮治疗，基本方：党参15g，茯苓15g，白术12g，甘草5g，川萆薢10g，黄皮树叶15g。

本方取四君子汤补气健脾阳；黄皮树叶疏肝解毒，行气化浊；川萆薢去除困郁脾土之湿浊。本方治疗单纯脾气虚型的慢性肝炎颇有疗效。

若患者同时有其他兼夹证候出现，则可根据辨证适当采取兼治法，以上方加减治疗，脾虚较甚并见气短声低、精神不振者，加黄芪15～25g以补气，兼湿浊上泛并见脘闷、恶心呕吐、舌苔厚浊脉缓滑者，加法半夏10g、砂仁6g以和胃降浊；若湿浊中阻、身肢困重、腹胀便溏明显者，加薏苡仁15g、白蔻仁6g以通阳除湿；兼肝气郁结、胁痛较明显、易急躁、头晕、头痛、脉兼弦者，加郁金10g、白芍15g以疏肝解郁，或可合四逆散同用；兼肝阴不足并见头目眩晕、失眠多梦、舌边尖红、苔少、脉弦细弱稍数者，加桑椹子15g、旱莲草12g、菟丝子12g，以太子参易党参，去川萆薢，以养肝阴；兼肾阴虚并见面白唇红、头晕、睡眠不佳、口干咽燥、腰膝酸痛、舌质红嫩、苔薄白或苔少、脉细数而弱者，加首乌30g、山萸肉12g、熟地20g、桑寄生30g、旱莲草12g，以太子参易党参，山药易白术；兼血瘀阻络并见面色黧黑或唇色紫黯、胁痛明显、胁下癥块（肝大，质较硬易扪及）、舌质紫黯或有瘀点、脉弦缓或涩者，加丹参15g、茜根9g、䗪虫（又称土鳖虫）10g，以活血祛瘀；兼湿郁化热并见有口苦、小便黄浊或轻度黄染或低热、舌嫩红、苔黄白厚浊、脉数者，加金钱草25g、田基黄（或鸡骨草）25g、土茵陈25g，以太子参易党参，以清利湿热。

上述治法，总的原则不离健脾。组方的核心是四君子汤加川萆薢、黄皮树叶。这是笔者通过长期临证研究摸索到的经验。随证加减则按辨证论治原则处理。

冠 心 病

奇某（英国人），男，48岁。

初诊：1972年9月1日。

病史：患者到达广州后第2天，到各处参观访问，甚为劳累。入院前1小时，于大便过程中突感心前区压榨痛，放射至双上臂，疼痛持续不减，冒冷汗，面色苍灰，无发绀，神倦，神志清楚，无恶心呕吐。有眼底动脉硬化、胆固醇较高病史，但无心绞痛史，有溃疡病史。白细胞$16.9 \times 10^9/L$，血沉106mm/h，血清谷草转氨酶140U，血清胆固醇260mg%。胸部透视：主动脉心型，双肺清晰。心电图示：急性后壁心肌梗死。西医诊断：①冠状动脉硬化性心脏病。②急性后壁心肌梗死伴再发急性前侧壁心肌梗死。③阵发性室性期前收缩伴三联律。次日请中医会诊。

诊查：症见心前区隐痛，咳嗽，痰多，口干喜热饮，面色苍白，脉缓滑，舌有裂纹，质嫩有瘀点，苔白滑。

辨证：胸痹证，属心阳虚，痰瘀闭阻。

治法：补心气、祛瘀逐痰。以温胆汤加高丽参、三七末。

处方：竹茹10g，法半夏10g，枳壳6g，茯苓15g，橘红6g，炙甘草5g，三七末3g（分2次冲服），高丽参6g（另炖服）。

二诊：入院第3天伴再发急性前侧壁心肌梗死，呈心源性休克前期状态。症见左胸疼痛，表情痛苦，面色苍白，大汗淋漓，四肢逆冷，恶风毛竖，脉微弱，舌黯滞有瘀点，舌中有少许灰白苔。为心阴心阳两虚，痰瘀闭阻。拟补心气，养心阴，活血除痰法。予四君子汤合生脉散、失笑散加减。

处方：西洋参 15g（另炖），麦冬 6g，五味子 10g，橘红 5g，茯苓 10g，炙甘草 6g，火麻仁 12g，扁豆花 10g，枳壳 5g，三七末 3g（冲），蒲黄 10g，五灵脂 10g。3 天后去火麻仁、扁豆花，加高丽参 6g（另炖）。连服 3 天。住院第 9 天，病情好转，脉弦数，较前稍有力，舌质尚黯（但较前转鲜），中有厚浊苔。上方去枳壳，加竹茹 10g、枣仁 12g、法半夏 6g，连服近 1 个月。

此后进入恢复期，各症好转，无自觉不适，精神、食欲亦好，二便如常，脉缓，间有结象，舌质红润，仍有少许裂纹，苔薄白。补气健脾，佐以除痰导滞。

处方：高丽参 10g（另炖），白术 15g，茯苓 12g，炙甘草 6g，黄芪 15g，枳壳 5g，山药 18g，桔梗 10g，鸡内金 10g。

上方药连服约 1 个月后出院。1 年后患者爱人再度来院表示感谢，并谓患者出院后情况一直良好。

〔按语〕　心肌梗死，多为由冠心病发展而致的危重疾病，病理机制多为心络闭阻不通，致使心之气血乱逆，危在旦夕之间。此病本虚标实，本虚多为心阳虚，心阴虚，或阴阳俱虚；标实或为瘀，或为痰，或为痰瘀互见。根据笔者的临床观察，心肌梗死以痰瘀闭阻最为多见。

心肌梗死的发生，是标病上升为矛盾的主要方面，一切治疗措施都应着眼于"通"，心脉得通，病才得愈。笔者通过临床实践体会到，痰瘀闭阻与正气内虚常同时并见，并且互为因果，息息相关。所以通法与补法是治疗此病不可分割的两大原则。"通"，有芳香开窍、宣痹通阳、活血化瘀等法；"补"，有补气、温阳、养阴等法。临床是先通后补，还是先补后通，通多补少，或补多通少，或一通一补，通补兼施，均应根据证型具体情况权衡而定，不能只知补虚，而忽视疏导痰瘀，也不能一通到底而不予固本扶正。

根据经验，笔者祛痰喜用温胆汤加减，温胆汤能除痰利气，条达气机，方中不用枳实而用枳壳者，是取其宽中下气，且其力缓不致耗气伤阴。补气喜选用黄芪、五爪龙（即五指毛桃根），甚者加人参。活血通瘀喜用失笑散，痛甚者加三七末，或云南白药之保险子。兼阴虚者可合生脉散，兼高血压加珍珠母、草决明等，兼脾虚者合四君子汤，随证加减，灵活运用。

风湿性心脏病

某女，40岁。

病史：患者少年时患风湿性关节炎，20岁时发现有风湿性心脏病。30岁怀孕，生产时出现心衰，10年来心悸、气促、水肿反复发作，经中西医诊治不能完全缓解。此次复发急重，于1983年3月7日入我院急诊室留观治疗。入院时患者自觉心悸不宁，胸闷，喘促短气难续，咳咯白色泡沫痰，小便量少，下半身水肿。神清倦怠，急重病容，喘促声怯，强迫半坐卧位。面色苍白，暗晦，口唇、肢端轻度紫绀。右下胸肋间饱满，叩诊呈实音，呼吸音消失；其余肺野可闻少量干湿啰音。心尖搏动弥散，心前区可扪及不规则搏动，有猫喘；心界向左下扩大，可闻及四级收缩期杂音、三级舒张期杂音，心律不规则，心率120次/分。腹软，肝上界叩诊音不清，下界于右肋下4cm可扪及，质中边钝，有压痛，肝颈静脉回流征阳性。脾于左肋下仅可触及。臀部以下凹陷性水肿。肝功能：除血清谷丙转氨酶 160U 外，其余均正常。X 线：心脏向两侧扩大，搏动不规则，右胸腔中等量积液。心电图：快速房颤伴室内差异传导，左右心室肥大、心肌劳损。超声心动图：二窄加二漏，全心各房室均扩大。

入院后，中药曾用真武汤加丹参，每日 1 剂。西药先后用过西地兰、地高辛、多巴胺、氢氯噻嗪、氯化钾、肌苷、维生素 B_1、氨茶碱、青霉素等。心悸、气促稍减轻，但水肿未消，仍房颤，心室率 120 次/分。遂请余会诊。

诊查：除上述见症外，舌淡胖黯，苔薄白，脉促、沉细无力。

辨证：心悸、水肿、喘证，兼病癥瘕、悬饮。

治法：病情复杂，形势危急。四诊合参，可知五脏俱病，标证实而本大虚，概括起来为痰、瘀、毒、虚。治疗上应从这四方面去扶正祛邪，随变随应，方能救治患者度过难关。

处方：①高丽参注射液 2ml 加 50% 葡萄糖 40ml，静注，每日 1~2 次；或每日炖服红参 10g。

②熟附子 15g，白术 20g，茯苓 15g，生姜 3 片，白芍 12g，桂枝 12g，炙甘草 9g，黄芪 30g，防己 15g，丹参 30g。

每日 1 剂，上午水煎服，下午复渣再煎服。并暂停西药。

二诊：病者经用上方药 7 天（西药逐步停用，单用中药，3 天后住院医生加用复方丹参注射液 4ml，肌注，每日 2 次）后，小便量每天增至 2000ml 以上，水肿逐渐消退，手足转暖，精神较佳，每餐能进食一小碗饭，心悸、气促、肝区痛等也明显减轻，可在病房内走动。但下肢仍有轻度水肿，夜晚失眠、梦多，觉心烦，心率 90 次/分；心律不整，右胸腔还有少量积液，舌淡红仍暗，苔少，脉仍细数促、较前有力。此为胃气渐复，阳气能抵达四末，温化膀胱，病有转机，预后有望，但因利水过偏，渐现心阴不足、心神不宁之象。遂按上方减少温阳利水药，加入益气养阴安神药。

处方：党参 30g，麦冬 12g，五味子 9g，白术 15g，茯苓 20g，白芍 15g，桂枝 6g，酸枣仁 20g，黄精 20g，丹参 30g。

每日 1 剂。另参须 15g，每周炖服 2~3 次。

在调理上，教导患者思想乐观，避免六淫、七情所伤，注意饮食宜忌，劳逸适中。可行力所能及的活动和锻炼，如散步、做气功、打太极拳等，促使气血流畅，增强抗病能力。

患者离院后遵上方加减服药，并按法调理。1 个月后随访，心率减慢至 80 次/分，仍房颤，水肿全消退。病情较稳定，可从事较轻的家务劳动。

〔按语〕 本案患者正气内虚，腠理空疏，致使风寒湿气杂至侵犯而成痹；"脉痹不已，复感于邪，内舍于心"，心系受病，血脉失主，五脏失养，虚之更虚，致使水湿内停，水气凌心射肺，引起心悸、气促、水肿。今又受精神刺激，导致气滞血阻，升降失常，使病情急转直下，若处理不当，随时有阴阳离决的危象发生。且又见唇面暗晦，肢端紫绀，胁下癥瘕，胸胀支饮，舌暗紫，脉促等，此为痰瘀交结之征象。故本案之心悸，实由心阳衰弱、水饮上扰、痰瘀阻络所致；水肿（痰饮），为脾肾阳虚、土不制水、肾虚水泛而成；咳喘，是与正气虚弱，寒水射肺，肾不纳气有关；至于癥瘕，乃属心脾阳气不足、无力推动血脉运行，加之水湿不运，浸渍其中，水瘀停积而成。概括起来，本案为本大虚而标实盛。本虚，从五脏病变来看，以心脾肾为重点，从阴阳来看是以阳虚为主，而且达到心脾肾阳气欲脱的危重阶段。标实，为邪毒不解，成瘀成痰，血瘀、痰饮交结难解，外阻经脉，内迫脏腑。

治疗必须权衡标本的轻重程度而有所侧重，适当兼顾其他相关脏腑；瘀血、水饮不可不除，但攻邪不能过急。宜时刻照顾正气，在补虚的基础上祛邪；补虚不能纯用呆补，否则会使瘀痰难消，变生他证，延误病情。故此，首先用高丽参固其欲脱之阳气。继而用真武汤为基础，加桂枝、炙甘草、防己、黄芪、丹参等。实践证明，这是治疗心衰水肿的有效方剂。与《伤寒论》的桂枝甘草汤（桂枝、炙甘草）合用，以增强温壮心阳之力，且寓苓桂术甘汤之意，为张仲景治痰饮的主要方剂。加黄芪、防己益心脾之气而利尿，祛经络之水湿，且与白术、生姜、甘草组成益气健脾、利水消肿的防己黄芪汤。这样，共冶数方于一炉；更重用丹参以活血祛瘀，因丹参有扩张冠状动脉以强心、扩张肾血管以利尿和减低血液黏稠度、疏通微循环等作用。经第一阶段治疗，心阳振奋，血脉温通，故心悸减轻，手足转暖，肝区痛减；肾阳渐复，膀胱气化，故尿量增多，水肿渐退，寒水得去，痰饮遂消，咳喘亦平；脾阳升发，胃气恢复，故胃纳改善。但由于利水过快，未注意"中病即止"的原则，致使心阴更显不足，而出现失眠、梦多、心烦、舌淡红，苔少、脉细等证候。由于病机已变，心阴不足已成为矛盾的主要方面，故第二阶段用药减少温阳利水药，加入益气养阴安神之品，意在调平阴阳，气血兼顾，标本同治。药证相合，使病者脱离险境而出院。

冠心病合并食道炎

患者张某，女，46岁。

初诊：1974年4月11日。

病史：患者于1973年4月因患急性黄疸性肝炎而住传染病院治疗，两个多月后痊愈出院。出院后仍继续服中药，6月中旬开始觉服中药后胃脘不适。6月底每于吞咽时有阻碍感，并伴有牵拉样疼痛，且疼痛部位从项部逐渐下移。9 月份移至剑突上胸骨后疼痛并向背部及上胸部放射，时有胃脘烧灼感及恶心，但无呕吐，11 月 4 日住解放军某医院治疗。根据纤维胃镜及多次食道钡餐检查，诊断为食道炎。又因心电图运动试验阳性、甘油三酯 250mg% 诊断为"冠心病"。共住院治疗 3 月余，经用中西药治疗未见明显效果。

诊查：诊时除上述吞咽受阻伴食道下段疼痛症状外，并见疼痛加剧，发作严重时则不能食，强咽即吐，面色㿠白，气短乏力，舌嫩，苔白润，脉弦滑，重按无力。

辨证：噎膈证。属气虚痰阻。

治法：健脾除痰。

处方：威灵仙 15g，竹茹 10g，胆南星 10g，枳实 5g，党参 15g，茯苓 12g，白术 10g，甘草 5g。

上方药共服 50 剂，自觉疼痛发作时间缩短，间歇时间延长，且胃纳转佳，舌淡胖嫩，苔白浊厚，脉细滑。病有好转之机，仍守上法。

处方：党参 15g，白术 12g，茯苓 15g，威灵仙 18g，竹茹 10g，法半夏 10g，橘红 5g，枳壳 5g，甘草 5g。

服上方药 40 天后，食道疼痛减轻，胃纳佳，二便正常，舌质淡，苔白，脉细滑。再服药 20 天后，症状消失，胃纳二便均佳而告治愈，追踪 4 年一直未再发作。

〔按语〕　噎膈一证，多因痰、瘀、气虚等因素所致。本例因病后损伤中气，脾失健运，湿浊内生，聚湿成痰，痰浊阻膈而成。从患者面色㿠白、气短乏力、舌嫩苔白、脉重按无力，可知脾气内虚；食道疼痛，饮食难下，强咽即吐，舌苔润，脉弦滑，乃痰浊中阻之象，脾虚为本，痰浊为标，本虚标实。故治以健脾除痰，冀以扶正驱痰，标本兼治。初用四君子汤加胆星、竹茹、枳实、威灵仙，后予四君子汤合温胆汤。取四君子汤补气健脾，以扶正固本；遣温胆汤或胆星、竹茹之类，以除内结之痰；威灵仙除湿通络止痛，用以引经。谨守病机，效不更法，终收预期之效。

浅表性萎缩性胃炎

吴某，女，47岁。

初诊：1978年3月9日。

病史：患胃病30余年，近3个月加剧，纳呆消瘦，间歇性呕吐，某医院做纤维胃镜检查诊断：浅表性萎缩性胃炎及十二指肠球炎、胃下垂。经治疗未见好转。入本院后经补液、解痉止痛、镇静、消炎等治疗，呕吐止，继以助消化药后渐好转，能进半流质食物，但每日进食只一两左右，故体重仍在下降，几个月来共减重12kg。于3月9日来诊。

诊查：诊见面色黄滞少华，唇黯，舌黯嫩、齿印、舌边有瘀点瘀斑，苔剥近于光苔，只于舌根部尚有疏落之腐苔，脉左弦细，右虚寸弱尺更弱，低热，大便7天未行，背部夹脊有多处压痛点。

辨证：此乃气阴大虚，胃失煦养，血失鼓动，瘀阻脉络之候。

治法：治宜补气健脾和胃，养阴救津，佐以活血通络，兼退虚热。

处方：太子参24g，茯苓12g，山药12g，石斛9g，小环钗9g，丹参12g，鳖甲30g（先煎），麦芽18g，甘草5g。

另：参须9g，每周炖服1次。7剂。

二诊：3月15日。低热退，精神较好，食量稍增，惟大便尚秘结难排，面色由黄滞转稍有润泽，唇黯，舌嫩色黯，苔薄白（中根部），舌边见瘀斑，脉右细弱，左细而弦，稍滑缓。病有起色，治守前法，于前方中加白术9g，火麻仁18g，另炖服参须9g，每5天1次。

三诊：3月22日。又见低热，开始有饥饿感，大便仍靠开塞露始能排出。舌嫩胖色黯，舌边有瘀斑，苔薄白润，脉缓细弱，右稍弦。

处方：太子参30g，茯苓12g，山药18g，石斛18g，小环钗9g，丹参15g，鳖甲30g（先煎），麦芽18g，百合15g，甘草4.5g。

另：炖服参须9g，每4天1次。7剂。

四诊：3月29日。头痛头晕，月经来潮已3天，翌日将净；胃纳转佳，每餐能尽半两米饭；唇黯稍淡，舌黯嫩，瘀斑稍减少；苔薄白，尖部少苔；脉细数，右稍弦。

照上方加百合24g、炙甘草6g，去丹参（因月事未完），并嘱从第4剂起加丹参18g，百合加至30g，连服10剂。

仍4天炖服参须9g1次。

五诊：4月12日。体重比入院后最低时（41kg）增加3kg多，有饥饿感，面色转好，面部较前饱满。舌黯，白苔复长，舌边瘀斑减少，脉细稍弦。

处方：太子参30g，茯苓12g，山药18g，小环钗18g，龟板30g（先煎），百合30g，素馨花6g，麦芽30g，丹参18g，大枣4枚，炙甘草6g，7剂。

六诊：4月18日。病况继续好转，4月15日做纤维胃镜检查：慢性浅表性溃疡（已非萎缩性胃炎）。活检亦为慢性炎症细胞。舌质淡黯，苔薄白（全舌有苔），舌边瘀斑缩小，脉缓稍弦。

处方：照上方小环钗改为15g，百合24g，丹参15g。共服半个月。

七诊：5月3日。患者自觉良好，每天可食3～4两米饭，面色转润，颧部仍黯。唇淡，舌质淡嫩，有瘀斑，但色变浅，苔薄白，脉左细右稍弦。

处方：太子参30g，黄芪15g，茯苓12g，白术9g，山药18g，龟板

30g（先煎），小环钗12g，丹参15g，麦芽30g，大枣4枚，甘草5g。

病者带药出院，继续到杭州疗养半年后恢复工作。追踪观察7年余，未见反复。

〔按语〕　从中医辨证角度来看，余认为萎缩性胃炎实为本虚标实的虚损病。本病之虚，主要为脾胃亏虚，脾亏虚于阳气，胃亏虚于阴液，此为病发的前提和本质。其病机的成因则多由烦劳紧张，思虑过度，暗耗阳气，损伤阴液；亦有因长期饮食失节，缺少调养，致使后天损伤；亦可因先天不足，后天失养，大病失调所致。本病之实，多为虚损之后所继发，脾气亏虚，血失鼓动，血滞成瘀阻络，此为一；脾失健运，湿浊不化，痰湿停聚，此为二；瘀阻湿郁加之阴液亏损，则易引致虚火妄动，此为三。在治法上，补脾气，养胃阴，是治疗之根本。但标实不除，不能很好地固本，所以活络祛瘀，除湿化痰，清退虚热，亦是不可忽略的重要措施。

上述病例，胃病30余年，长期处于紧张的工作之中，所谓劳倦伤脾是造成脾胃虚损的病因；纳呆，消瘦，体重下降，面色黄滞，唇黯，舌淡嫩，齿印，脉虚弱，胃下垂，是脾脏阳气亏虚的证候；舌苔光剥，呕吐，脉细，是胃之阴津亏损已甚的外候；胃脘疼痛，上腹及背部夹脊压痛，舌边见瘀斑，是脉络瘀阻的见证；低热，大便秘结，脉弦，乃阴虚夹有虚热之故。处方用太子参、茯苓、山药、麦芽、参须、甘草以培补脾胃，健运其气；用石斛、小环钗、山药急救已伤之胃阴；用丹参、鳖甲益阴活络、通脉祛瘀兼清虚热。本证以虚损为本，瘀热为标，故遣方用药以培元气救阴津为主，祛瘀清热为辅，方与证合，故能建功。

此病是伤于后天，消化吸收之功能甚差，故培补不能急于求成，骤投大温大补之厚剂，不然只能滞其胃气，灼其胃阴；救护胃阴亦不能过于滋腻，以免壅阻脾脏阳气的恢复；活络祛瘀要防破血太过，清退虚热要防伤阳。笔者认为：治疗本病时，培元宜用太子参、山药、茯苓、炙甘草等，虽补力不及党参、黄芪，但不会滞气助火，再反佐以麦芽使之易于受纳，这对于消化吸收功能甚差、胃阴已伤的本病患者是恰到好处的。余在使用参须时是颇有考虑的，脾胃大虚，不求助参力不行，故选用补力稍缓之参须，并根据脾胃渐复的情况逐渐加密投药次数，不图急功，俟其胃阴渐复元后再用黄芪。至于救胃阴，特别是舌苔光剥者，石斛、小环钗、山药最为相宜；活络通瘀，清降虚热，丹参配鳖甲较为妥贴；至于化湿浊，宜选用药性较平和之扁豆、茯苓、鸡蛋花、麦芽等，切忌用温燥之品，因为易伤元气与胃阴，胃阴不复，病机不转，则犯虚虚之弊。

患病日久，"穷必及肾"，损及他脏，脾胃属土，肝属木，脾虚往往肝气乘之，故治疗时不能忽视与肝肾肺的关系，于适当之时加调养肝肺肾之品。本病例在治疗中曾用素馨花、龟板、百合等品，就是根据这一思想。

急性阑尾炎合并弥漫性腹膜炎

邓某，男，19 岁。

初诊：1967 年 3 月 30 日

病史：3 月 29 日下午 4 时周身不适，畏寒发热，上腹隐痛，晚上 10 时许转为右下腹持续性疼痛（不放射），并呕吐胃内容物 2 次，即服藿香正气丸 1 粒，第 2 天因腹痛加剧而入院。

诊查：入院时体温 39.3℃，腹肌紧张如板，抵抗明显，全腹均有明显的压痛及反跳痛，麦氏点尤甚，腰大肌征阳性。舌红，苔黄，脉弦滑数。血常规：白细胞 $14.85 \times 10^9/L$，大便潜血（＋）。尿常规：红细胞（＋＋），白细胞（＋＋）。

辨证：肠痈（急性阑尾炎合并弥漫性腹膜炎）。

处方：①生大黄 12g（后下），玄明粉 6g（冲），桃仁 6g，丹皮 6g，赤芍 18g，冬瓜仁 45g，金银花 24g，蒲公英 24g，皂角刺 30g。

1 剂。复渣再煎，取汁 200ml 做保留灌肠。此方药上午服尽。

②冬瓜仁 45g，蒲公英 24g，连翘 18g，皂角刺 30g。1 剂。此方下午服尽。

另：针刺阑尾穴（双），留针 1h。外敷双柏散（为我院成药）。

二诊：入院第 2 天。服药后大便 2 次，色暗黄溏。体温 38.7℃，腹痛减轻。仍按上法，但泻下之药如芒硝、大黄有所减量，清热解毒之品如川黄连、黄芩、连翘、蒲公英有所加量，未予灌肠及针灸。

三诊：入院第 3 天。脉症渐见好转，知药见效，仍守上法，以丹皮、桃仁、冬瓜仁、薏苡仁、连翘、蒲公英、败酱草等为主随症加减，并继续外敷双柏散。

四诊：入院第 6 天。体温曾一度回升（最高达 38.3℃），但无其他不适。腹软，未见压痛及反跳痛，未扪及包块。仍以上方加减。是日下午停用双柏散，加用四环素及链霉素。

五诊：入院第 8 天。体温正常，腹痛大减，只在转动身体时有些微痛，胃纳好。舌红苔白，脉弦。改服四逆散加桃仁、冬瓜仁、薏苡仁、白头翁、秦皮等。

六诊：入院第 11 天。停用四环素及链霉素，继用四逆散合四君子汤调理。

第 14 天痊愈出院。随访 10 年未见复发。

〔按语〕 笔者于 1967 年至 1968 年间用中医药治疗 10 多例急性阑尾炎（其中 1 例合并弥漫性腹膜炎，1 例合并局限性腹膜炎，3 例为合并阑尾周围脓肿之早期），均于短期内痊愈（短者 3～5 天，最长也不超过 20 天）。病例虽不多，但疗效快而可靠。特别是中医"下法"的运用，很值得重视，现归纳分析如下：

"下法"的运用特点：即在辨证基础上早用、坚持用，用必达到泻下的目的。其方法是内服配合保留灌肠，争取时机，尽快控制病情。

笔者认为只要诊断一成立，越早用"下法"越好。用药三四小时后，若仍不见泻下，可再服 1 剂，必于当天达到泻下之目的。得泻后，第 2 天仍用"下法"，直到痊愈。但后期泻下药应有所减轻，而增加清热解毒药。当然，病情恶化如合并弥漫性腹膜炎时，"下法"则宜慎用。如此病发展成为阑尾周围脓肿时，仍可用"下法"。

方药多以大黄牡丹皮汤为主方加减化裁。痛甚者加蒲公英或三七末；热甚者加紫花地丁、金银花；出现包块者（阑尾脓肿）加皂角刺；虚者于后期酌加党参或吉林参以扶正。

至于灌肠，其优点是既能泻下，又能使药力更快地直达病所，这是"攻邪应就其近而逐之"的灵活运用。其法是将内服药复渣再煎，取汁进行保留灌肠。

根据中医理论及临床体会，个人认为治疗急性阑尾炎"宜用下法"的理论根据是：急性阑尾炎是由于寒温失调或饮食失节或喜怒无度，而使"邪气"（瘀秽之物如粪石之类）与"营卫"（血液循环与卫外功能）互相搏结于肠道，致使运化失职，糟粕积滞，气血瘀阻，积于肠道而成肠痈。如果诱发肠痈的瘀热没有出路，那么瘀热与血肉便腐败成脓。因此，有效而便捷的治法便是祛邪从下而出，邪有出路，则脓不成而正自安。

采用下法会不会引起阑尾穿孔？据笔者临床数十年的经验，用下法尚未见引起恶化者，关键在于芒硝不宜重用，一般应不超过 9g。另外，中医运用下法亦是根据君臣佐使的配伍原则，因而能消除副作用，产生较理想的药理作用。大黄牡丹皮汤就是这样的配伍，使之具有泻下除积，清热解毒，祛瘀排脓等作用（笔者经验脓成仍宜用大黄牡丹皮汤）。可见，中医的下法，能从根本上治愈急性阑尾炎。但必须注意的是：腹痛已除又无发热，病似已愈，仍需服大黄牡丹汤三剂以彻底治疗，可免复发。

慢 性 肾 炎

黎某，男，22 岁。

初诊：1980 年 3 月 16 日。

病史：几个月前脸部浮肿两次，均未治疗而自然消退。今年 2 月 3 日，眼睑、头部出现水肿，渐蔓延至全身而住院，西医诊为慢性肾炎急性发作，经用激素、利尿药与五苓散、五皮饮等治疗，水肿在 1 周内消退，而后隔日服泼尼松 80mg 共 50 余天，其中加服环磷酰胺半个多月，但蛋白尿持续，逐渐出现激素副作用，全身毛细血管扩张而发红，脸上长痤疮，两颞有搏动性头痛，服安眠药始能入睡但易惊醒，易兴奋激惹；头发脱落。

诊查：现尿蛋白（＋＋＋）或（＋＋＋＋），眠差易惊，头发脱落，食欲一般，大便正常，小便稍少，色淡黄。口微苦，不渴。舌边尖略红，有齿印，苔灰黄浊腻。脉弦滑，左关尤甚，重按无力。

处方：黄芪 15g，玉米须 30g，山药 30g，茯苓皮 15g，生薏苡仁 30g。

每日 1 剂，水煎，连续服用。

服上方药 1 周后，小便蛋白（＋＋）；2 周后，小便蛋白（＋）；3 周后，小便蛋白（±）；第 4 周末，小便蛋白（－）。以后连续服药 3 周，小便蛋白都是阴性。嘱其以后仍服此方药，酌加龟板，以图巩固（治疗期间仍隔天服泼尼松 80mg。曾因预防感冒注射过丙种球蛋白 1 支）。

〔按语〕　本病从辨证审察，其蛋白尿与脾肾两脏关系最大。脾气散精，肾主藏精。脾气虚弱，不能运化水谷精微，上输于肺而布运全身，水谷精微反与湿浊混杂，从小便而泄。肾气不固，气化蒸腾作用减弱，亦致精气下泄而为蛋白尿。故治此病，常以补脾益肾涩精，恢复脾肾功能而收效。

本案为慢性肾炎急性发作，临床症状控制后，蛋白尿持续不退。就诊时虽出现一派阴虚阳亢症状，但这是激素的副作用所致，掩盖了原有病症。中医学认为，肾上腺皮质激素虽有补肾阳之作用，但剂量过大或使用时间过长，极易耗损阴液而出现阳亢症状。根据患者舌有齿印，苔灰黄浊腻，脉重按无力，并且服用激素后蛋白尿不消退等，认为脾气虚弱，失于升发，水谷精微与湿浊混杂下注是主要矛盾。论治时应舍弃用西药所出现的假象，抓住主要矛盾加以解决，方可奏效。故以黄芪、玉米须为主药，益气升脾，降泄浊阴；佐以茯苓皮、生薏苡仁利水而健脾；山药益脾阴而固肾涩精，利水道而不伤阴，并能抑制激素的副作用，起到补阴配阳的作用。药虽少而力专宏，故能收效。

重症肌无力

娄某，男，15 岁。

初诊：1971 年 12 月 7 日。

病史：患者于 3 月前感冒发热后，突然出现左眼睑下垂，早上轻，晚上重；继则眼球运动不灵活，上、下、内、外运动范围缩小。约经月余，右眼睑亦下垂，并有复视现象。经某医院检查，X 线片示胸腺无增大。用新斯的明试验确诊为"重症肌无力"。经抗胆碱酯酶药物治疗无效而来就诊。

诊查：症见眼睑下垂，眼球运动不灵活，运动范围缩小，复视，身体其他部位肌肉未见累及，饮食、睡眠、呼吸、二便、肢体活动均正常，仅体力较差，舌嫩无苔而有裂纹，脉弱。

辨证：证属脾肾两虚，脾虚为主。

治法：以补脾为主，兼予补肾。

处方：黄芪 10g，升麻 9g，白术 12g，菟丝子 9g，党参 15g，桑寄生 18g，当归 12g，石菖蒲 9g，柴胡 9g，首乌 9g，橘红 4.5g，紫河车 15g，大枣 4 枚。

每日服 1 剂。另每日开水送服六味地黄丸 18g（1 次顿服），并配合针刺脾俞、肾俞、足三里等穴。

二诊：1972 年 3 月 2 日。经上述治疗 3 个月后，病情稍有好转，原晨起后约半小时即出现眼睑下垂，现眼睑下垂时间稍推迟，余症同前。上方黄芪倍量，每周服 6 剂，每天 1 剂。另每周服后方 1 剂。

处方：党参9g，茯苓9g，白术9g，炙甘草6g，当归6g，熟地15g，黄芪12g，白芍9g，五味子9g，肉桂心1.5g，麦冬9g，川芎6g。

补中益气丸12g，另吞服。

上法治疗月余，症状明显好转，晨起眼睑正常，可维持至下午3时左右，两眼球活动范围增大，复视现象消失。

三诊：6月6日。服前方药3个月，除左眼球向上活动稍差外，其余基本正常。舌嫩苔少有裂纹，脉虚。治守前法。

处方：黄芪60g，白术12g，党参15g，当归12g，柴胡9g，升麻9g，枸杞子9g，大枣4枚，阿胶3g，橘红3g，紫河车粉6g（冲服）。每周6剂，每日1剂。另每周服下方1剂。

处方：枸杞子9g，茯苓12g，山药12g，丹皮9g，山萸肉9g，熟地12g，生地12g，巴戟天6g。

四诊：1973年3月。服前方药半年多，两眼球活动及眼裂大小相同，早晚无异。嘱服上方药2个月以巩固疗效。

追踪观察13年，病无复发。

〔按语〕 运用中医中药治疗重症肌无力，是当前很值得研讨的课题。中医眼科虽有"睑废"之证及《北史》有"睑垂复目不得视"的记载，近似于眼肌型重症肌无力，但尚未能形成对本病较完整系统的理论和临床验证。笔者根据脏象学说，以脾主肌肉，脾为后天之本，肾为先天之本，先天后天互相关联等理论，治疗本病收到一定的效果。

《灵枢·大惑论》曰："五脏六腑之精气，皆上注于目而为精。"并指出："精之窠为眼，骨之精为瞳子，筋之精为黑眼，血之精为络，其窠气之精为白眼，肌肉之精为约束……。"后世医家据此发展为"五轮"学说，指出目部与脏腑的有机内在联系。其中"肉轮"——眼胞（眼睑）属脾，因脾主肌肉，肌肉之精为约束。笔者根据前人这一理论，认为眼睑下垂主要是脾虚气陷，脾阳不足，清气不升，故提睑无力。治疗大法宜以大补脾气，使脾阳健运，清阳上升，则眼睑活动可复常。要升发脾阳，应首选李东垣之"补中益气汤"。通过反复的临床实践，余体会使用此方要重用黄芪、升麻和柴胡。

本病的形成除与脾有关外，尚同肝肾相关，因除眼睑下垂外，还有眼球运动障碍，引起复视、斜视等症状，并多有肾虚或阴虚的脉象、舌象。所以治疗上除大补脾气外，还应根据肝肾同源、肝虚补肾之原则，同时补肾，即既补脾又补肾，使先天（肾）与后天（脾）同补，以图根治。

从脾与肾的相互关系来看，本案患者舌嫩无苔兼有裂纹，脉弱，都是肾阴不足的征象。治疗采用6天补脾阳，1天补脾阴之法，补脾时兼予补肾，养肾时兼予补脾，一法到底，直至治愈。

三叉神经痛

李某，男，62岁。

初诊：1974年6月24日。

病史：3个月前，患者自觉戴眼镜后双眼疼痛，尤以左眼眶为甚，每天眉心及左眉棱骨大痛2~3次，每次约持续20~30min，影响工作及睡眠。后虽不戴眼镜，左眼眶疼痛亦未减轻，有时伴眩晕、胸闷纳减或觉口苦。平素喜饮水；大便成形、日2~3次。某医院曾诊为"视神经炎"，予维生素B_1、B_{12}等药治疗，未见好转。于1974年6月24日入本院治疗。

诊查：眼科检查见右侧玻璃体稍浑浊，眼底视神经乳头边界清楚，颜色淡红，动脉反光度增强，静脉充盈，A：V＝1：3，未见交叉压迫现象；诊断为左眼眶上神经痛，眼底动脉硬化（双）。又请某医院会诊，同意眶上神经痛诊断。

中医诊查见舌黯红，苔白滑，脉弦细略滑。

辨证：为眉棱骨痛。

治法：初时多以肝肾不足论治，取杞菊地黄丸加减，并隔天用维生素 B$_{12}$ 和普鲁卡因做左眶上神经穴位封闭。按此法治疗约 1 月余，自觉似效非效，眉棱骨处疼痛仍时时发作。

于 8 月 15 日改用选奇汤合温胆汤加减治疗，以祛风与除痰通络论治。

处方：羌活 9g，防风 9g，竹茹 9g，枳壳 4.5g，橘红 4.5g，法半夏 9g，茯苓 9g，甘草 6g，生地 15g，木通 6g。

服上方药后自觉眉棱骨处疼痛逐渐减轻，眩晕、胸闷等症状亦见改善，精神、胃纳转佳。以后照此方加减，至 8 月 24 日，症状好转出院。嘱患者继续服用上方药约 2 月余，穴位封闭由隔天 1 次渐减为 3~4 天 1 次，1 周 1 次，1 月 1 次。10 月 30 日最后 1 次封闭后，便停止封闭疗法，单服中药，眉棱骨疼痛基本无发作。

〔按语〕 眉棱骨痛属内伤头痛范围，多与痰涎风热郁遏经络有关。清代林佩琴《类证治裁卷六·头痛论治》谓："眉棱骨痛，由风热外干，痰湿内郁，选奇汤。"选奇汤：防风 9g，羌活 9g，黄芩 3g，甘草 2.4g。清代沈金鳌《杂病源流犀烛·目痛源流》亦谓"大约选奇汤，上清散二方俱为总治眉棱骨痛之剂"（此书之选奇汤多法半夏与生姜）。本例主要症除眉棱骨痛外，还有眩晕、胸闷、纳减、口苦、苔白滑、脉弦滑等一派痰浊内阻的征象。痰浊中阻，故见胸闷、纳减、口苦、苔白滑；痰浊夹肝风上逆，则见眩晕，脉弦细滑；痰阻经络则眉棱骨痛。处方在前人治疗眉棱骨痛经验方基础上，配合温胆汤以除痰通络。

皮　肌　炎

胡某，男，41岁。

初诊：1981年12月4日。

病史：患者于8年前额部、眼睑、双颧出现水肿性淡紫色红斑，继而手臂掌背皮肤均出现紫红色斑片，手指压痛，肌肉酸痛，甚则躯干四肢肌痛无力，不能自持倒地，时有发热。曾在香港某医院住院检查治疗，确诊为"皮肌炎"，给予激素治疗，症状一度缓解，但激素减量后，症状反复，被迫加量服用激素。当地医院医生曾断言须终身服用激素，带病延年。病者因苦于激素的种种副作用，遂于1981年12月4日专程求治于余。

诊查：诊见全面部及手背满布淡红色红斑，手部肌肉压痛（＋），双手握力减弱，双上肢抬举活动尚可，但觉费劲，四肢肌肉时觉酸痛，怠倦气短，时有低热，舌质黯嫩有齿印，苔白，脉弦滑细，略数。

辨证：气血亏虚，肌肤失养，阴虚内热。

治法：益气养血，濡养肌肤，佐以养阴清热。

处方：北黄芪20g，五爪龙30g，鸡血藤30g，茯苓15g，白术15g，山药15g，丹参15g，甘草6g，旱莲草12g，女贞子12g。

嘱显效后将激素逐渐减量。

二诊：1982年1月8日。服上方药34剂，红斑逐渐消退，面部红斑已局限于前额及双颧，双手掌指关节略红，无触痛，肌痛消失，双手有力，已无倒地现象。舌质黯嫩，苔白，脉弦略数。

初见成效，药已对证，治守前法。按上方白术减至 12g，丹参增至 20g。

三诊：4 月 2 日。服上方药至今，红斑完全消失，惟尚有少许色素沉着，肌力已增，活动自如，无肌痛及触痛，自觉良好。泼尼松已减至每日 5mg。舌质淡红，舌边有齿印，苔薄白，脉细，寸尺弱。按二诊方加地骨皮 12g，每晚加服六味地黄丸 12g。并嘱继续减少激素用量。

患者坚持用上方治疗至 1982 年底，并于 1982 年 10 月底停用激素，病情稳定，未见反复。1983 年至 1984 年间均按益气养阴活血之治疗原则，并以二诊处方为基本方加减论治。以每周服药二三剂至一二剂以巩固疗效。

1985 年 8 月来访，自述已停用激素 2 年余，自觉一切良好，曾再到香港某医院复查，血、尿均告正常。观其面色正常，无红斑及色素沉着，四肢活动自如，无肌痛及触痛，肌力如常人，病已基本告愈。为巩固疗效计，仍需间断服药。

处方：五爪龙 30g，黄芪 15g，丹参 15g，旱莲草 15g，鳖甲 30g（先煎），山药 15g，太子参 30g，北沙参 18g，女贞子 15g，百合 18g，丹皮 12g，甘草 6g。

嘱其根据情况每月服药数剂以为调养之用。

〔按语〕 皮肌炎一病，属结缔组织疾病。其病因目前尚未明了。以临床症状看，笔者认为多属于中医学"虚损"病的范畴。所谓"虚损"病，简而言之就是指人体"正气"虚损，包括形质亏损和功能虚衰两方面，在治疗上则以"补虚益损"、"扶正固本"为主要治疗大法。"皮肌炎"患者大都久病缠绵难愈，这说明其正气虚败不能抗病，典型患者除皮损水肿外，还见浑身乏力，肌肉痿软，精神萎靡等形体受损之见症，这是虚损病立论的重要依据。此病所虚，虚于气阴；所损，损于脾肺之阳气与肝肾之精血。脉络失于温煦濡养，血络滞留，郁阻成瘀，故肌肤疼痛，红斑出现；脾虚不能运四旁，肺虚不能朝百脉而主皮毛，水湿停滞于腠理之间，故皮肤水肿；肌肉失于后天之养，故痿软无力；水火不济，虚阳无根，浮越于上，故首先犯头面而见皮损紫红；水不济火，加上瘀阻脉络，故热从内生。

根据上述的病机辨症，便拟订补气养血，滋阴清热，佐以活血通络为主要治则的"论治"。处方以黄芪、五爪龙、白术、山药、茯苓、鸡血藤等益气生血；以二至丸养阴清热；以六味地黄丸益精养血；以丹参、鸡血藤活血通络，故取得较为满意的疗效。

应强调的是，皮肌炎虽属"虚损"病，具有"虚损"病的一般共性，但亦有其特有的个性。笔者认为本病的病位其本在脏腑阴阳，其标在肌肤络脉，其"本"属虚，其"标"属实，"本"为主要矛盾，"标"为次要矛盾。如只理本而不治标，则延误病情，如只治标而不理本，则治疗终要失败。因而施治时，在调养脏腑阴阳的前提下，应兼予活血通络以治肌肤络脉。笔者喜用鸡血藤配丹参，以达此目的。鸡血藤既可通络又可养血，丹参既可活血又可凉血清热，两者配合，恰到好处。另外，除考虑疏通肌肤络脉，还应考虑濡养肌肤，但在选取补益药时，应选用走而不守的黄芪、五爪龙、鸡血藤，并重用之，而不选用人参、熟地、黄精等壅滞腻胃之品。在治疗上述病例的中后期，将白术减量亦同此理。此外，在补益脏腑阴阳亏损时，补气与养阴应有轻重缓急之分。《内经》云："形不足者，补之以气，精不足者，补之以味。""皮肌炎"初起多见皮损及肌痛、肌肉痿软无力等"形不足"的证候，所以在治疗的第一阶段应偏重于补气、活络，故在治疗前期用黄芪、五爪龙、白术、茯苓、山药等大队补益气分的药物，而只用二至丸以顾及阴分。待病情稳定，脾之运化功能有所恢复时，亦即在第二阶段才用六味地黄丸以益精养血，以达"精不足者，补之以味"之目的。笔者还认为此病多有内热，不宜使用大温大热的补益药物。更应注意的是，不要因有皮损红斑、肿脓、发热疼痛，又囿于西医所谓"炎症"而治以苦寒清热、利水消肿、祛瘀化斑之法，否则易犯虚虚之弊。

一氧化碳中毒昏迷

吴某，男，26 岁。

初诊：1985 年 9 月 17 日。

病史：1985 年 9 月 15 日早晨 6 时半左右，患者入砖窑内进行清理工作，50min 后被工友发现晕倒在窑内，昏迷不醒，急送来本院急诊室抢救。查体：颜面粉红，唇红，呼吸浅促，节律快慢不等（每分钟 20~40 次），脉搏 120 次/分，血压 140/70mmHg（18.6/9.3kPa），心率 120 次/分，律齐。头颅躯干四肢均无创伤，双瞳孔等圆等大，对光反射迟钝，颈软。西医诊断：一氧化碳中毒。按常规抢救 1 日 1 夜，未见转机。遂于 9 月 17 日上午邀余会诊。

诊查：患者昏迷不醒，呼之不应。面色瘀黯，面目浮肿，全身肿胀，肌肤灼热，呼吸喘促，痰涎壅盛，戴眼反折（瞳仁瞧下瞧内，仅见瞳仁边缘），口气臭秽难闻，二便闭塞不通。舌瘀黯，苔厚浊，脉洪大而数。

辨证：今邪毒之气上犯肺系，逆传心包，致使患者痰毒蒙心，闭塞清空，昏迷不醒。

治法：因患者喉头水肿，吞咽反射消失，无法插管鼻饲，故采用下述特殊服药法。

处方：①安宫牛黄丸 1 个，用清水 10ml 化开不停地蘸点于患者舌上，干则加冷开水搅匀继续点舌。

②生大黄30g，崩大碗30g，苏叶15g，煎水取汁200ml，再加紫金锭3片，溶化后做保留灌肠。1日2次。

二诊：9月20日。3天内经用安宫牛黄丸5个，6次灌肠后，病者体温降至37.5℃，痰涎明显减少，已停用吸痰机，解除心电监护，压迫眶上神经有痛苦表情，角膜反射及瞳孔对光反射恢复，患者由深昏迷转为浅昏迷。病有转机，治守前法，用牛黄粉每日1g溶水点舌以取代安宫牛黄丸；灌肠法同前。

三诊：9月21日。病者之尿液检验发现真菌，此乃湿毒之邪蕴留下焦，浊气上蒙心窍，药量尚轻，未能胜邪，腑气未通，毒未全祛。故加大牛黄粉之用量，每天2g溶水点舌；灌肠改用二方：上午用苇茎30g、桃仁12g、冬瓜仁30g，煎水取汁200ml保留灌肠；下午用生大黄30g、崩大碗30g、鲜车前草30g如法灌肠。

四诊：9月23日。患者已有吞咽反射。

处方：陈皮6g，法半夏10g，胆星12g，竹茹10g，枳壳6g，菖蒲6g，远志6g，郁金10g，桃仁12g，羚羊角骨25g（先煎）。

每天1剂，鼻饲。

灌肠法用前方药。

五诊：9月25日。患者体温降至正常，双肺啰音消失，呼吸平顺，已能睁开双眼，神志复苏，生理反射存在。小便常规及心电图恢复正常。病入坦途，遂转入病房继续调治，未再会诊。

〔按语〕 本案仅着重记录了抢救昏迷患者的中医治法。初次会诊时，因喉头水肿，吞咽反射消失，无法鼻饲，似已无法下手用药，但细分析，"心主神明"，"舌为心之苗"，况且五脏六腑都通过经脉直接或间接与舌相联，于是确定舌上给药法；又因患者是吸入煤气而中毒，煤气乃温毒之邪气，温邪上受，首先犯肺，再逆传心包，蒙闭心窍；肺与大肠相表里，若能打通腑气，使邪毒从下而解，有助于通窍，故选用中药灌肠之法。

患者面色瘀黯，全身肿胀，痰涎壅盛，高热、昏迷，这是毒盛病危之重候，急须清热解毒，祛痰通窍，牛黄丸实为首选。故令其用水化开点舌给药，这是多年之经验。又因患者二便闭塞不通，全身肿胀，舌苔厚浊，这是湿毒之邪弥漫三焦，充斥脏腑内外之恶候，若不迅速排解，邪无出路，正亦难复，故重用大黄、崩大碗灌肠，意在去郁陈莝，通利三焦，清热解毒。加入苏叶一味，在于上应肺系，开发水之上源，疏利上下，使热毒痰湿从下而解。经过 3 天抢救，病者由深昏迷转为浅昏迷，痰涎壅盛之候消除，此时改用单味牛黄粉重用点舌，是因病已有转机，如再过用芳香走窜之药，有伤其正气之弊，一味牛黄，药重力专，足能解神明之困。与此同时，将重点转移到灌肠用药上，并加大淡渗利湿、活血通腑之药，意在通利下阴二窍，使湿邪热毒从下而出。当病者进一步苏醒、能鼻饲给药时，则用温胆汤以清化热痰，合菖蒲、远志、羚羊角骨以通心辟浊。证治相合，故效。

脑　出　血

陈某，男，62 岁，中医师。

初诊：1984 年 5 月 9 日。

病史：患者于 1984 年 5 月 8 日晚洗头时突觉右侧上下肢活动无力，继而出现失语，右侧上下肢体偏瘫，神志昏迷，即请当地卫生所值班医师检查，体温 37.8℃，血压 21.3/14.7kPa，神志昏迷，被动体位，体胖，面赤身热，双瞳孔等圆等大，右鼻唇沟变浅，口角左歪，颈软，肺气肿征，双肺底可闻小湿啰音，心率104次/分，律不整，右侧上下肢体弛缓，巴彬斯基征阳性。既往史：有高血压病史10多年，平素嗜烟酒。起病后曾请附近医院神经科医师会诊，拟为"脑出血与脑血栓相鉴别，建议暂不宜搬动，应原地治疗，待病情稳定后再送医院做CT进一步确诊"，因所在地为工厂卫生所，鉴于设备及医疗条件所限，治疗上颇感棘手，遂请余会诊。

诊查：症如上述，烦躁，间有抽筋，气粗口臭，喉间痰声漉漉，大小便闭，口唇红而干，舌红绛，苔黄厚干焦，脉弦滑数。

辨证：中风证（直中脏腑）。证属肝风内动，痰瘀阻塞清窍。

治法：平肝熄风。豁痰化瘀开窍。

处方：①安宫牛黄丸每天一粒半，其中一粒内服，余半粒用冷开水10ml调匀，用棉枝频频点舌。

②针泻太冲（双）。

③中药：羚羊角骨30g（先煎），竹茹12g，天竺黄5g，草决明20g，胆南星、地龙、三七片（先煎）、橘红各10g，连翘12g，陈皮5g，丹参18g，每天1剂，连服4天，第2天由于患者合并肺部感染较明显，故加强抗感染，肌注青霉素、链霉素，每天2次，连用1周。

二诊：5月13日。患者神志转清，喉间痰鸣消失，呼吸平顺，口臭略减，失语及右侧上下肢偏瘫如前，大便自起病后闭结，舌红，苔黄厚干，脉弦滑。血压18.7/12kPa。

处方：①安宫牛黄丸用法同前。

②大黄30g，煎水200ml低位保留灌肠（灌肠后约1h排便3次，量约1000g）。

③中药：石决明30g（先煎），竹茹12g，白芍15g，枳实、石菖蒲、胆南星、法半夏、三七片（先煎）、橘络、丹参各10g，太子参20g，每

天 1 剂，连服 4 天。

5 月 17 日外出到某医院做颅脑 CT 检查，意见为：大脑左半球底部和内囊部位血肿（大小约 5.5cm×3.6cm×6cm）。因病情稳定，经家属要求于 5 月 17 日转某中医院住院。住院期间，中药用安宫牛黄丸、温胆汤，西药用能量合剂、醒脑净等。

三诊：6 月 6 日。神清，体倦神疲，语言不利，右侧肢体偏瘫，二便自调，舌质淡，苔薄白，脉细。证属气血两虚，脉络瘀阻。改用益气养血、祛瘀通络。拟方用补阳还五汤加味。

处方：黄芪 100g，赤芍、川芎、归尾、桃仁、红花各 6g，地龙、石菖蒲各 10g，五爪龙、鸡血藤各 30g，每天 1 剂。

另加服猴枣散早晚各 1 支，用上方为基本方加减作善后调治近 1 年。

1985 年 6 月 6 日颅脑 CT 复查意见为：大脑左半球血肿吸收后空洞形成。现患者仍健在。生活基本能自理。

〔按语〕　本例起病急，病情重，属西医急危重症，该病死亡率高，治疗上颇为棘手，且病发于基层，搬动对病者不利，遂请医就地治疗。我认为，脑出血，可按中医中风病辨证论治，而此类患者临床上往往有昏迷不省，牙关紧闭等现象。给治疗用药带来一定的困难，我用安宫牛黄丸点舌法，通过舌头吸收药物，开辟了抢救昏迷患者的给药新途径，经临床观察，点舌后昏迷患者痰涎分泌物明显减少，对促进患者复苏，争取治疗时间起着重要的作用，为抢救昏迷患者的一种简便有效的方法。该法是根据"心主神明"，"心开窍于舌"的中医理论，结合临床实际所创造的新方法，值得进一步推广。

中医治法素有内外治疗多种手段，尤适合于急重症之抢救治疗。如本例初起肝风内动明显，即针泻太冲以助药效。后见腑实便闭，运用釜底抽薪法，用大黄保留灌肠，使大便通畅，下通上清，诸症遂减。

脑 血 栓 形 成

例1 黄某，男，67岁，中医教师。

初诊：1968年6月8日。

病史：因左侧半身不遂7天入院。患者素有高血压及肺气肿病史，7天前，早上4时许起床小便，突然觉左下肢无力倒地，当时自己还能爬回床上，顿觉气促，并发现左侧上、下肢活动不灵，当日晚上时或说糊话，连日来神情烦躁激动，服自处之方药数日，5天前结合针灸，症状改善不大而入院。入院时诊断为"脑血栓形成"，并请会诊。

诊查：症见烦躁多言，对外界反应冷漠，口角向右歪斜，卧床不起，左上、下肢不完全性瘫痪，感觉迟钝，咳嗽有痰，色黄白而稠，7天来仅1次排少量大便，舌质红，苔白润，脉稍弦滑。体查：血压28/13.3kPa，左眼睑稍下垂，口角微向右歪，左鼻唇沟稍浅，肺气肿征，两肺满布干湿啰音，左侧上下肢肌力减退，余无其他明显病理体征。

辨证：中风（中腑），肝风内动挟痰。

治法：平肝熄风，除痰醒窍。

处方：羚羊角骨30g（先煎），秦艽25g，枳实10g，郁李仁10g，地龙12g，牛膝18g，钩藤15g，天竺黄10g，法半夏15g，丹参15g，丹皮10g。每日1剂，另蛇胆川贝末2支1次服，日服2次（同时服用益寿宁，日服3次，50%葡萄糖40ml静注，每日1次）。

治疗5天后，口眼歪斜消失，大便通调，惟仍觉乏力，诉述病情喋喋不休，夜晚觉畏寒，舌质暗红，苔白润，脉弦滑。上方去秦艽、郁李仁、枳实，以党参 15g，白术 10g，茯苓 12g，黄芪 30g，杜仲 12g 等药加减选用。第 11 天精神状态正常，血压 23.2/13.6kPa，惟左上下肢感觉尚未完全恢复，要求出院，出院时已能步行返家。

例 2　林某，女，64 岁，港澳同胞。

初诊：1978 年 1 月。

病史：患者 3 个月前因患脑血栓形成，左侧上下肢完全瘫痪而入香港某医院治疗，经西医治疗 3 个月稍效而出院返穗治疗。

诊查：症见左上肢全瘫，左下肢稍能提高 20～30cm，需家人扶持方能坐稳，生活无法自理。面色潮红，烦躁易激动，口咽干燥，消瘦，大便结，舌质嫩红少苔，脉浮弦。体查：左上肢肌力Ⅰ°，左下肢肌力Ⅲ°，左上下肢肌张力增强，腱反射亢进，血压基本正常。

辨证：中风（中腑），气阴虚兼血瘀。

治法：补气祛瘀，佐以养肝肾。

处方：黄芪 60g，当归 12g，川芎 6g，赤芍 15g，桃仁 10g，红花 4.5g，地龙 12g，豨莶草 15g，牛膝 15g，桑寄生 30g，每日 1 剂，留渣复煎当日服。并嘱其家人每日按摩及被动活动患肢 3 次，每次 20～30min。

一方到底，仅黄芪逐步增加至 150g1 剂。治疗 75 天后，已不需扶持，自行站立，借助手杖在户外步行 20min 左右，左上肢有所恢复而返香港。返港后继续服上方治疗，2 个月后来信言下肢功能基本恢复，上肢亦大有好转，但欠灵活，尤其是手指，走路已不用手杖，煮饭、洗衣等一些日常家务基本能自理，去信嘱其黄芪量减半，隔日服 1 剂，再服药 1 个月以巩固疗效。

〔按语〕　脑血栓形成属中医学"中风"范围，西医对其病理生理改变认识比较具体，故其辨病更为清楚，而中医对本病的治疗，有丰富的经验，故进行中西医结合，辨病与辨证论治结合，疗效自应比较理想。对于中风病的辨证分型，根据前人的认识与个人的临床体会，我认为可分为：①中脏：阳闭证、阴闭证、脱证；②中腑：肝阳亢盛、气虚血瘀、阴亏血瘀；③中经络：风痰阻络、阴亏阳亢等证型。我曾治疗本病数十例，并于1956年于某医院搞协作时治疗20多例，疗效均较满意，特别偏气虚血瘀的患者疗效更明显。在中医方药使用方面，我是比较重视张山雷之《中风斠诠》和王清任之《医林改错》中所提供的经验的。张山雷重视肝阳夹痰夹火，治用降气化痰，潜镇摄纳诸法，乃治闭证脱证通用法则，但是要根据病情，分缓急主次施用。张氏对中风的治疗是在尤在泾《金匮翼》卒中八法的基础上又前进一大步，值得学习。但张氏略于治瘀，反对补气法，诋毁王清任用四两黄芪治疗半身不遂，故其对瘫废不用之症，认为病延已久，"皆无痊愈之望"。其实补阳还五汤及通窍活血汤加减，对于脑血管意外后遗症（中腑），疗效比前人方法有其独到之处；补阳还五汤取效的主要关键，在于重用黄芪60～120g，甚至120g以上（此时煎药用水量及煎药时间，必须相应增加，否则便不能获得应有的疗效）。通窍活血汤加减宜用于脑血栓形成，不可用于脑出血，应加注意，上述2方曾用于各种脑血管以外后遗症，用之得当，多获良效。

胃溃疡合并慢性肥厚性胃炎

张某，男，52岁。

初诊：1973年2月10日。

病史：上腹部间歇性疼痛10余年，伴吞酸嗳气，神差纳减。近月来症状加剧，发作频繁，饥饿则发，进食缓解，纳差口淡，时而口干苦（可能与服阿托品有关），脘腹痞胀，大便溏薄。胃肠钡餐检查，诊为胃溃疡合并慢性肥厚性胃炎，胃小弯距贲门约 2cm 处有一 0.9cm × 1.6cm 椭圆形龛影。入院后曾用西药治疗 8 天，症状不减，疼痛反而加重。X 线检查，其龛影增大为 1.1cm × 1.6cm，深约 0.9cm，似穿透至浆膜下层。经会诊主张及时手术，但患者不愿意接受手术治疗，要求中医诊治。

诊查：舌质淡黯，苔白厚浊，脉弦细。

辨证：此为脾虚运化失职，气血湿浊郁滞所致。

治法：用健脾胃化湿浊方药（党参、茯苓、白术、扁豆花、薏苡仁、川萆薢、藿香、甘草）治疗。

二诊：2 月 11 日。胃痛甚，每半小时至 1 小时剧痛 1 次，腹胀，吞酸如故，但胃纳略有改善，大便溏，舌淡，苔白厚，脉沉细。拟健脾疏肝化湿治之。

处方：黄芪 12g，党参 12g，白术 12g，素馨花 6g，川黄连 6.4g，法半夏 9g，肉桂心 1.8g，鸡内金 9g，枳壳 6g，甘草 4.5g。1 天 2 剂。另为患者行按摩手法，点按肩井穴，按后阵痛减轻，次数减少。

三诊：2 月 12 日。痛减，发作次数亦少，自觉舒适，苔转薄，脉稍有力而弦。仍守前法。

处方：党参 12g，黄芪 12g，白术 12g，茯苓 15g，柴胡 9g，白芍 12g，枳壳 8g，川黄连 2.4g，肉桂心 1.8g（焗），鸡内金 9g，麦芽 15g，甘草 4.5g。加三七末 3g，空腹冲服。上方加减连服 10 天。

四诊：2 月 22 日。胃痛已很少发作。吞酸嗳气亦大为减少。精神、胃纳渐恢复，进食米饭无不良反应，大便成形。继续守前法治疗。

处方：黄芪 12g，党参 12g，茯苓 9g，白术 9g，法半夏 6g，柴胡 6g，川黄连 1.5g，肉桂 1.5g（焗），浙贝母 9g，炙甘草 4.5g，丹参

12g，乌贼骨 18g，饴糖 30g（冲服）。每天 2 剂。另三七末 3g，空腹冲服。

五诊：2 月 19 日。症状基本消失。为巩固疗效，再服上方到 3 月 6 日。

六诊：3 月 7 日。

处方：黄芪 15g，党参 15g，桂枝 9g，白术 15g，乌贼骨 18g，大枣 4 枚，炙甘草 4.5g，生姜 6g，饴糖 30g（冲服），另三七末 3g，空腹冲服。

服至 3 月 18 日，一直无不适，X 线复查，龛影直径仅为 0.5cm。

上方或去桂枝，或加白芍、陈皮、法半夏，或加麦芽、鸡内金等，继续连服。

七诊：4 月 18 日。见头晕，睡眠差，检查血压、五官均正常，舌质稍红，苔白而润，中心稍厚，脉弦细数。此可能为肝盛所致，治宜和肝健脾。

处方：太子参 15g，茯苓 12g，竹茹 9g，生牡蛎 15g（先煎），枳壳 9g，橘红 3g，旱莲草 18g，女贞子 9g，熟枣仁 12g，甘草 4.5g。

上方服 3 剂后，头晕消失，睡眠亦好。乃改用四君子汤加柴胡、白芍、吴茱萸、黄芪等药连服。共住院 46 天，龛影愈合出院。出院后续服中药数月。以后数年断断续续服中药，追踪 5 年，每年定期 X 线检查，溃疡未见复发。

〔按语〕　本例西医诊断为胃小弯上部溃疡合并肥厚性胃炎，病灶较大，并穿及浆膜下层。中医辨证为脾虚湿困兼肝郁。2 月 11 日服健脾去湿之剂，痛反加剧，显然系患者对于手术治疗顾虑，影响情绪所致，故除健脾化湿之处，仿左金丸法，用肉桂心代吴茱萸，加素馨花、枳壳协助舒肝。且按摩后痛可缓解，使患者紧张情绪亦得以缓解，为进一步治疗创造良好的精神因素。以后守前方加减，中期曾用黄芪建中汤，后期治疗仍以健脾舒疏为主。最后患者出现头晕，可能与服黄芪建中汤触动肝阳有关，故予养肝肾潜阳以疏肝之法。足见李东垣健脾与制相火之论，是有实践依据的。

本病常为慢性而反复发作，故不能满足于症状的缓解而中止治疗，须坚持服药以巩固疗效。西医治疗本病重视制酸，个人认为制酸并不能根治本病，但在调理脾胃药中加入一些制酸之品，使标本兼治，亦是良策。如配合用乌贝散（乌贼骨85%，浙贝母15%研为细末），每服2~3g，1日3次，对制酸止痛有一定的疗效，但制作必须注意研成极细末。此外，止痛药亦是治标，其药多辛燥，久用则耗气伤津，有损脾胃，不可不知。

早期肝硬化

黎某，男，66岁，加拿大华侨。

初诊：1995年2月2日。

病史：消瘦、怠倦乏力、腹部肿胀、足肿20多天，体重剧减。

患者于1994年冬，吃禾花雀后，腹泻3天3夜，身体突然消瘦，严重脱水，虚弱、疲倦，气喘卧床10多天，入香港某医院留医，经输血、抗生素及白蛋白治疗，病无好转，反而加重，于1995年1月30日出院。出院之诊断：①心律过快；②慢性气道阻塞性疾病；③早期肝硬化及贫血。患者已失去求生之信心，经介绍来诊。

诊查：形瘦骨立，面目黧黑，唇暗，腹胀足肿，时咳，心悸，气短而喘，口干缺津，舌嫩苔少，中有裂纹，脉细数涩。

辨证：早期肝硬化，病属臌胀兼喘悸之证。此脾虚不运，肝肾俱虚兼血瘀所致。

治法：拟健脾养肝肾治之。

处方：太子参30g，茯苓15g，白术15g，鳖甲30g（先煎），䗪虫6g（打），川萆薢12g，菟丝子10g，山药24g，楮实子10g，首乌12g，苏子10g，白芥子10g，甘草3g，茯苓皮24g。

二诊：服药3剂后，口舌生津，食欲渐佳，胃纳好转，精神体力有所好转，增强了治病的信心。舌脉同前，治守前法。

处方：太子参30g，茯苓15g，白术15g，鳖甲30g（先煎），䗪虫6g（打），川萆薢12g，菟丝子10g，山药45g，楮实子10g，苏子10g，白芥子10g，薏苡仁15g，甘草3g。

服上药20多剂，体重增加，上方继服。患者先后请加拿大之肝病专家诊查，均认为肝功能基本正常。

三诊：5月18日，患者面色有所好转，额部及下颌部仍色黯，舌嫩苔白，脉虚大数。仍守前法治之。

处方：①太子参30g，鳖甲30g（先煎），茯苓15g，白术15g，川萆薢12g，楮实子10g，山药30g，苏子10g，白芥子10g，菟丝子10g，鸡内金10g，甘草5g。

②针对其10多年之心悸，拟方如下：花旗参12g，麦冬10g，炙甘草6g，大枣4枚，茯苓12g，白术12g，法半夏10g，竹茹10g。

上方①每天1剂连服5剂，接服②方1剂交替服。

四诊：7月20日，患者已无任何症状，但面还有黯滞之色，舌嫩苔薄，脉虚。嘱其未可停药。治守前法。

处方：仍予前诊之①方去鸡内金改用麦芽30g，此方一直服至9月。对心脏病药，患者愿服其已服用多年之西药，故②方不用。

五诊：9月26日，无任何症状，已全天工作，舌嫩胖，苔薄，脉细缓。治守前法。

处方：太子参 30g，茯苓 15g，白术 15g，白芥子 10g，苏子 10g，菟丝子 10g，麦芽 30g，甘草 5g，山药 24g，大枣 4 枚，楮实子 12g。

〔按语〕　本病中医病名单腹臌，西医诊断为早期肝硬化，腹大而形瘦骨立，更兼心肺同病，病属危重。根据"见肝之病，知肝传脾，当先实脾"之论，再加上心与脾、肺与脾为母与子、子与母的关系，故论治始终以健脾为主，脾得健运则四脏俱安。用苏子、白芥子以降气除痰而治其喘；鳖甲、䗪虫以软坚化结，活血养阴；肝肾同源，故以鳖甲、山药、楮实子、首乌等以养肝肾。患者口津缺少，饮食不思，当其服第 1 剂药后，口舌津生，饮食渐增，足见方已对证。第一诊之处方即我所拟的专治早期肝硬化的——软肝煎加味。此例又一次证明"软肝煎"对早期肝硬化有效。

慢性肾功能衰竭合并消化道出血

萧某，女，80 岁，香港居民。

初诊：1993 年 10 月 11 日。

病史：眩晕，怠倦乏力，食欲差，大便色黑 1 年。

自 1992 年底患者日渐消瘦，时有眩晕，胃纳渐减。1993 年 2 月因眩晕严重，面色苍白，怠倦甚，食欲差，大便色黑，即送医院治疗。血红蛋白 47g/L，而非蛋白氮明显增加，小便有红白细胞，大便潜血（＋＋＋），西医诊断为慢性肾功能衰竭合并消化道出血，严重贫血。反复 X 线照片及纤维胃镜、灌肠造影皆无法找到出血部位。只在同位素检查中，发现小肠回盲部有缓慢的血液积聚。西医治以止血剂及输血，但大便潜血仍不能控制。输血不及1月血色素又下降至70g/L。加用中药如高丽参、归脾汤、补中益气、十全大补及紫地合剂、白及粉等，中西结合治疗3月余，大便潜血经常在＋＋至＋＋＋之间，先后输血11次，每次1000ml。而且色素仍续日下降，9月23日查血色素70g/L。

患者有高血压史30余年，糖尿病史20余年，长期用西药控制。

诊查：精神萎靡，眩晕怠倦，面白少华。声低气短，动则气喘，畏寒肢冷，口淡，胃纳不振，小便频数而清，大便数日一行，量少色黑。唇淡，舌淡，胖嫩而无苔，脉微细。

辨证：气不摄血，脾肾俱虚所致。

治法：治以补气健脾固肾止血之剂。

处方：高丽参15g（另炖服），党参15g，黄芪30g，山药80g，山萸肉10g，黄精18g，粟米须30g，阿胶6g（烊化），鹿角胶6g（烊化），三七末3g（炒至深黄色去火气）冲服（去火气法：将炒后之三七末放冰箱6h，或密封瓶装放水中半日）。

二诊：停服其他中西药，服药6天患者胃纳稍强，夜能入睡，大便转咖啡色，潜血（＋）。效不更方。

连服1个月，患者精神好转，胃纳增，眩晕减，大便潜血时为（＋）或呈阴性，按上方去三七末，加花生衣9g。服药1周后，大便潜血阴性。上方每日1剂，连服3个月，患者胃纳佳，睡眠好，已无眩晕气短，大便正常，血色素维持在108g/L以上，体力日渐恢复，至能栽花浇水，做些轻的体力活动。遂改为每周照原方服药1剂以巩固疗效。1994年5月，患者体力复原，已能参加各种户外活动，于是停药，追踪1年精神体力均佳。

〔按语〕　此例西医已束手无策，药物止血不效，靠反复输血维持，曾考虑剖腹探查出血原因。因患者年老，肾功能差兼贫血，故不敢手术。在我接手诊治之前，虽曾服归脾汤、补中益气之属，但始终未能对证，故不效。归脾汤补脾，对于脾不统血之患者，可能生效。十全大补汤过温动血，补中益气汤虽能治气虚，但其着重点在于升发脾胃之阳气，此方"走"多于"守"，故于消化道出血者，虽有气虚亦不相宜，甚至得到相反的效果，不可不知。上述处方，以独参汤以益气固脱补五脏，人参守多于走，且选择性较温的高丽参以峻补之，实为主药。党参、黄芪、山药以辅佐高丽参以健脾；山药、山萸肉、粟米须以固肾；黄精、阿胶、鹿角胶以补血止血；三七末止血为使药。三七末所以要炒黄色，是我个人的经验。三七生用冲服活血多于止血，若将之炒老黄冲服则止血多于活血，若切片煎服，虽亦能活血则偏于补血矣。方中山药，为何用至80g，根据我的经验，对于糖尿病患者，重用山药60g以上再加粟米须30g，往往有降糖之效。处方用药，该重该轻，用之得法，往往效速。其后所以用花生衣以代三七末，因花生衣止血生血之效果有时在三七之上也，但活血则远不及田七矣。

子 宫 肌 瘤

莫某，女，45岁，干部。

初诊：1985年7月5日。

病史：患者于1985年3月间因月经过多，在某地区医院妇检发现子宫增大，继做B型超声波检查，见子宫前位，明显增大，长径6.1cm，厚径6.8cm，宫体中部见三个强回声光团，大小分别为2.4cm×2.3cm、1.9cm×2cm、1.8cm×1.5cm，其边沿光滑规则，双侧附件未见异常反射，提示为子宫肌瘤。患者在当地就医 3 个月，仍经量甚多，经色瘀黑，夹带血块，经期腰酸，少腹坠痛，平时白带量多，做 B 超复查，子宫继续增大，长径 8.5cm，厚径 5.7cm，子宫前壁见一强回声光团大小为 5cm×3cm，其内回声光点粗大，边沿尚光滑，双侧附件无异常。患者因在当地医院治疗无效，又惧怕手术，故前来诊治。

诊查：面色暗滞，情绪郁郁不乐，舌淡黯，苔白浊，脉弦细，尺涩。

辨证：癥瘕病（肝郁气滞血瘀）。

治法：投宫肌瘤丸 30 枚，每晚服 3 枚。

宫肌瘤丸：桂枝、茯苓、赤芍、桃仁、丹皮、蒲黄、五灵脂，各等份为末，炼蜜为丸，每丸 3g。

二诊：患者经服上药后白带减少，8 月上旬月经来潮，经量较前明显减少，但夹有血块，经期已无腰酸疼痛之感。药已见效，嘱其继续用上法治疗。

9 月 19 日 B 超复查，子宫已缩小，长径为 6.5cm、厚径 6cm，子宫肌瘤之光团缩小，约 2cm×2cm，双侧附件未见异常，患者心情舒畅，精神转佳，月经正常。

同年 11 月 3 日患者再做 B 超复查，子宫前位，长径 6.5cm，厚径 5cm，宫内回声光点稀少，未见明显光团，附件未见异常，提示子宫未见异常。至此，经约 4 个月的治疗，病已告愈，为了巩固疗效，尚嘱其减量，每晚服 1 丸，继续服用 2 个月后停药。追踪至今，其身体健康，病无复发。

〔按语〕　本病属中医的癥瘕病范围，根据生长的部位不同，亦有不同的名称。《灵枢·水胀》云："石瘕生于胞宫中，寒气客于子门，子门闭塞，气不得通，恶血当泻不泻，衃以留止，日以益大，状如杯子，月事不以时下，皆生于女子。"

大凡肿块的形成，中医学认为气滞、血瘀、痰结是其发生的主要病理变化。《医林改错》指出："无论何处，皆有气血。气有气管，血有血管。气无形不能结块，结块者，必有形之血也。"妇女癥病，更是以血瘀成结为重要病理机制。

瘀血滞留作癥瘕，治当活血化瘀，削坚散结。但攻伐太过，则为本病治疗所忌。故采用丸剂取缓图之意。故选用桂枝茯苓丸合失笑散制成宫肌瘤丸治疗本病。

桂枝茯苓丸载于《金匮要略》，原书谓："妇人宿有癥病，经断未及三月而得，漏下不止，胎动在脐上者，此为癥痼害，……当下其癥，桂枝茯苓丸主之。"方中以辛温的桂枝为主药，能温经散寒、和营通脉而利消瘀血；茯苓导水气，祛痰湿，益心脾而安正气；白芍调营敛肝，解郁缓急；桃仁、丹皮祛瘀破结，引药下行，直达病所。再加上失笑散的蒲黄、五灵脂，既能活血行瘀，又能止血止痛。故宫肌瘤丸既能重点针对血瘀成癥进行施治，又能兼治痰结，并且无犯攻伐太过之忌。在临床中取得较为满意的疗效。

子宫脱垂合并心律失常

张某，女，62岁，家庭妇女。

初诊：1981年6月6日。

病史：患者患子宫脱垂症，妇科检查：子宫Ⅲ°脱垂合并阴道壁高度膨出。已做术前准备，因患者有心悸气短，乃做心电图检查。心电图诊断：①频发多源室上性早搏；②阵发性室上性心动过速；③窦房结内游走节律。血三脂、肝功能、抗"O"、血常规、尿常规均属正常范围，因心律失常，未做手术治疗。故前来要求中医诊治。

诊查：患者主要症状除子宫脱垂外，自觉心悸，气短，疲乏，四肢关节疼痛，其面色少华，唇淡，舌胖起皱纹而淡嫩，苔薄白，脉细、结。

辨证：脾虚气陷，心气亏虚。

治法：大补元气为主。

处方：①吉林参18g，炖服。

②当归12g，熟地20g，枣仁15g，麦冬10g，柏子仁12g，远志6g，党参18g，沙参10g，茯苓15g，五味子8g，甘草6g。4剂。

二诊：心悸、气短稍好，关节疼痛缓解，舌胖嫩起皱纹而淡润，苔薄白，脉浮细时结，有兼感外邪之征，乃予补中益气汤加减：当归12g，柴胡10g，白术10g，陈皮3g，升麻10g，杏仁10g，丹参15g，桑叶10g，甘草3g，菊花10g，太子参15g。3剂。

三诊：诸症减轻，子宫脱垂略有回缩，微咳，舌胖，淡嫩，皱纹，苔白，脉细稍浮。外邪未净，治守前方仍予补中益气汤加减4剂。

四诊：心悸、气短等症大为好转，子宫下垂回缩明显，舌淡嫩，皱纹变浅，脉细弱。仍予补中益气汤加减：黄芪30g，太子参30g，白术15g，枳实5g，柴胡10g，升麻10g，当归10g，首乌20g，石斛15g，甘草3g。3剂，另炖生晒参18g1剂。

五诊：已无何症状，但走路稍远或登楼三层以上则觉子宫下坠，但已不脱出。舌淡嫩，皱纹减少，苔白，脉细。复查心电图为：①心肌劳损；②节律不整消失。仍予前方，以茯苓12g易当归，4剂。

六诊：子宫下垂基本痊愈，全身精神力气明显改善。舌淡红嫩，舌上皱纹明显减少，苔薄白，脉细弱。治守前法。

处方：①黄芪30g，柴胡10g，白术20g，升麻10g，枳实5g，首乌

20g，茯苓 12g，太子参 30g，甘草 3g。4 剂。

②白术 20g，黄芪 30g，茯苓 15g，远志 6g，当归 10g，党参 20g，广木香 3g，熟枣仁 16g，龙眼肉 10g，麦冬 10g，五味子 10g。4 剂。

上二方交替服共 40 多剂。

1982 年 1 月 8 日来诊，自诉子宫脱垂已完全治愈，上三四层楼亦不觉阴部有下坠感，气力亦足，心悸未再发作。诊其面色尚属少华，唇仍淡，舌嫩稍胖（已无皱纹），苔白，脉左细右弱，乃处八珍汤重加黄芪，嘱其再服一二十剂，以培补气血。

〔按语〕 此案始终以补气法为主，虽有感冒仍予补气，以补中益气汤加减补其中气，使两个不同种属之病得到较好的效果。可见补气法，是中医独特的治法，有时几种病同见，只要辨证属气虚者，予补气法治疗，往往诸病俱愈。本案为什么要用首乌、石斛？为何以枳实易陈皮？根据个人经验，子宫脱垂与肝经有关，因肝脉绕于阴器，故用首乌作为引经药，此其一；凡气虚而脉细者阴分亦多虚，此其二。凡内脏下垂者我喜用轻量的枳实以配重量之黄芪，攻补同用，补多攻少，相辅相成，反佐之意也。

硬　皮　病

张某，女，35 岁。

初诊：1971 年 11 月 3 日。

病史：皮肤硬如皮革 3 年余。患者于 1963 年 5 月起，出现低热、乏力、面部及两上肢浮肿，后又延及两下肢，3～4 个月后，皮肤逐渐变硬如皮革样，颈部并出现白色脱色斑，手、腕关节活动不灵，1969年5月在某医院皮肤科确诊为"硬皮病"，经用西药（泼尼松等）治疗1年，无明显好转，但仍能坚持骑自行车上班，1970年到1971年又先后在2个医院进行中医中药治疗，但病情仍继续发展，皮肤发硬及脱色斑的范围继续扩大，并觉心跳、失眠、开口困难，胃纳差，全身肌肉萎缩，手足麻木，下半身无汗，四肢关节疼痛等、要求入院。

诊查：慢性病容，面部缺乏表情，骨质脱钙，头骨凹凸不平，四肢及面部、颈、肩部皮肤发硬，呈蜡样光泽，不易捏起，颜色加深呈棕色，并夹杂有大片的脱色斑，四肢闭汗，无明显毛发脱落现象，心尖区Ⅱ级吹风样收缩期杂音，肺部正常，肝脾未扪及，指关节、腕关节呈轻度强直僵硬，无病理神经反射。舌质淡，瘦嫩，伸舌不过齿。苔薄白，脉细，两寸脉弱。实验室检查：血、尿、大便常规及肝功能检查均属正常，红细胞沉降率27mm/h，血浆总蛋白61.6g/L，白蛋白36.4g/L，球蛋白25.2g/L，X线检查：胸透心肺正常。

诊断：系统性硬皮病（硬化期及萎缩期）

辨证：病属肺、脾、肾俱虚（阴阳俱虚）。

治法：补肾健脾，活血散结。

处方：鹿角胶6g（熔化），阿胶6g（熔化），鳖甲30g（先煎），熟地24g，山药15g，枸杞子9g，仙茅9g，巴戟天9g，红花4.5g，桂枝9g，党参15g，白术12g，赤芍12g，炙甘草6g。

二诊：在上方基础上加减，服药1个月后，关节疼痛减轻，但月经来潮量多，舌嫩红、瘦，苔黄，脉虚。证以阴虚为突出，乃改用六味地黄汤加行气活血药物。

处方：山萸肉9g，山药18g，茯苓9g，熟地8g，丹皮6g，泽泻6g，枸杞子9g，鹿角胶4.5g（熔化），党参15g，黄芪12g，当归12g，丹参15g，麦芽15g。

三诊：上方加减服至 1972 年 4 月出院。出院时手足麻痹减轻，皮肤较松弛，颜面、左手皮肤可见皱纹并可捻起，指腕关节活动较前灵活，精神转佳。出院后仍照上方加减。

治法：滋养肾阴，健脾益气。

处方：黄芪 15g，熟地 15g，山药 15g，茯苓 9g，山萸肉 9g，鹿角胶 6g（熔化），当归 12g，白芍 15g，丹皮 9g，泽泻 9g，枸杞子 9g，谷芽 12g。

上方或去当归、白芍，加巴戟天，或以阿胶易鹿角胶，连服约 4 个多月，后改为六味地黄汤加党参 18g，服 4 个月。在这 10 个月中，间或炖服吉林参，每次 9g。病情日趋好转。后因故停药 10 个月后，病情有些反复。1974 年 8 月再来诊，仍继用六味地黄汤加黄芪、党参、杞子之类。服药数月后胸部、腿部之紧束感已除，稍能下蹲，全身皮肤除手指以外均能捻起，两前臂已有汗出。

1975 年下半年起仍用前方加减，每周服药 3 剂，每周加服东北产之田鸡油 3g 炖冰糖服 1 次，或以海南产的沙虫干约 30g，煮瘦肉汤吃，以代替难得之阿胶与鹿角胶，时或炖服白糖参 15g，总的治疗法则仍然不离养阴益气。至 1976 年 9 月，患者体重增加，精神、食欲均好，能胜任一般家务劳动。颜面有表情，颜面至臂及手的皮肤可以捏起，能下蹲，各关节灵活，但两手的末节指关节活动仍欠佳，原来皮肤颜色暗黑已转为正常接近正常颜色。除颈部隐约可见的白色脱色斑外，背及臀部的脱色斑已全部消失，张嘴活动灵活，舌可伸出唇外，舌尚瘦嫩，苔白浊，脉细。

〔按语〕 从患者的临床表现来看，属中医的虚损证。患者症见皮肤如革，全身肌肉萎缩，骨质脱钙，头骨凹凸不平，纳呆，舌质嫩，瘦而短，色淡，脉细而两寸甚弱。肺主皮毛，肺之气阴亏损，失却"熏肤泽毛，若雾露之溉"的作用，故皮肤失其柔润。脾主肌肉、四肢，脾气虚亏，失其健运，气血虚少，不能营养肌肤，故肌肉萎缩而四肢活动困难；肾主骨，病已数年，所谓病久"穷必及肾"，肾阴亏损，故骨质受害。符合中医所谓虚损之重证。《难经》说："损脉之为病奈何？然！一损损于皮毛，皮聚而毛落；二损损于血脉，血脉虚少，不能荣于五脏六腑；三损损于肌肉，肌肉消瘦，饮食不能为肌肤；四损损于筋，筋缓不能自收持；五损损于骨，骨痿不能起于床，反此者，至脉之病也，从上下者，骨痿不能起于床死，从下上者，皮聚而毛落者死。"此患者先起于皮毛而后及于骨，是从上损及于下之证。病虽先起于肺，但已损及后天的脾和先天之本，故考虑以治肾为主，健脾为辅，活血散结以治皮。按这一原则用一方治疗一个时期之后，舌由淡嫩转为嫩红，苔色黄，是肾阳虚有所恢复，故转而以补肾阴为主，拟二方用六味地黄汤加补气活血药。出院后仍按此原则治疗而逐步减去活血药，加用补益元气之吉林参，使肺气内充，皮毛得养。田鸡油、沙虫干与阿胶、鹿角胶同样属于"血肉有情之品"，这是根据吴鞠通所说的填阴塞隙，必需用血肉有情之品之意。据患者反映，此两味服后，感觉甚好，睡眠亦佳。

此病治疗达数年之久（虽然其中有 10 个月的耽搁），疗效缓慢，足见前人把这类病命名为虚损是有道理的。而虚损病的治疗，后天之本——脾与先天之本——肾，是重要的关键。脾不健运则虽补肾亦不易受纳，但不补肾则病必难愈，补肾对于本病尤为关键中之关键也。

股动脉硬化症

例1　梁某，男，50 岁，干部。

初诊：1965 年 4 月 19 日。

病史：患者于年初起，下肢疼痛逐步加剧，只能行走二三百米，站立不能超过 30min，原并患有高血压、阳痿，经某军医院用脉搏描记器描记，其足背动脉无搏动，确诊为股动脉硬化症。患者曾到北京、上海等地的大医院求治亦确诊为此病，但未能获得有效的治疗。

诊查：面色黄滞，痛苦面容，下床站立下肢疼痛，步履艰难，夜间疼痛加剧难眠，舌质暗嫩，苔白兼浊，脉尺弱兼涩象。

辨证：脾肾两虚兼血瘀。

治法：温补脾肾，益气行血，祛瘀通脉。

处方：①吉林参 10g（另炖），黄芪 30g，茯苓 15g，白术 15g，山药 15g，牛膝 15g，杜仲 12g，续断 15g，丹参 15g，当归尾 6g，赤芍 15g，甘草 5g，䗪虫 10g。

②外治用海桐皮 12g，细辛 3g，祈艾 12g，荆芥 9g，吴茱萸 15g，红花 9g，桂枝 9g，川续断 9g，归尾 6g，姜活 9g，防风 9g，生川乌 12g，生葱 4 条，水煎。并在煎液中加入米酒、米醋各二两，热洗患肢，每天 2 次。

有时根据病情在内服方中选加桃仁、红花或枸杞子。用内外法治疗 3 个月后，患肢疼痛消失，已能行 3 里许，能站立一二小时作报告。脉搏描计器检查，足背动脉已有脉搏波。继续用上法巩固 2 个月痊愈。追踪观察 20 年，未见复发。

例2　白某，男，50 岁，干部。

初诊：1974 年 1 月 17 日。

病史：患者于 1972 年 7 月起，左下肢渐进性疼痛麻木，慢行不到 1 里，急行不能达 100 米，即觉股部疼痛不能坚持，患腿测不到血压，甘油三酯及胆固醇均高于正常值。某军区总医院确诊为左股动脉狭窄闭塞性粥样硬化症，经 1 年多的住院治疗，病情未见好转特邀会诊。

诊查：症见患者下肢痹痛时轻时剧，不耐站立，走路难达百米，面色暗滞，唇暗，舌边红，苔白，脉稍数而寸弱，左跗阳脉仅可触动，但甚微弱。

辨证：血瘀闭阻。

治法：化瘀通络为主，佐以补气凉血。

处方：①太子参15g，丹参15g，赤芍18g，丹皮9g，豨莶草9g，桃仁9g，水蛭9g，牛膝12g，银花藤30g，宽筋藤30g，威灵仙9g。水煎服，每天1剂。

②外治用上药渣，加生葱5条，生姜12g同煎，并在煎液中加米酒、米醋各一两，热洗患腿（从腹股沟洗至足趾。）

二诊：3月11日。天天坚持用上法，至再诊时病情好转，已能走五六里路，急行可达1里，患腿血压为15.5/12kPa。诊其面色由滞转润，唇稍暗，仍时觉患腿麻痹，舌边稍红，苔白，脉数，寸稍弱。治守上法，处方：太子参15g，丹参15g，赤芍18g，丹皮9g，桃仁9g，牛膝12g，水蛭9g，豨莶草9g，银花藤30g，宽筋藤30g，威灵仙9g，红花4.5g。外治法如前。此案治疗3个月康复出院。

〔按语〕 此病一般发生于50岁以上的人（糖尿病者发病可较早）。病机主要是股动脉粥样硬化，引起下肢血液供应不足，使下肢肌肉和神经营养障碍。表现为下肢疼痛，不能久站，间歇性跛行，休息时痛，股动脉搏动减弱，腘动脉和足背动脉减弱甚至消失，严重时可引起足趾溃疡与坏疽。

本病属中医的血瘀证范围。两病例都见下肢痹痛，不耐站立行走，是足跗阳脉微弱甚至无脉，这些是瘀阻脉道的重要见症。致瘀之因，主要是气虚气滞。这正如《灵枢·刺节真邪论》所云"宗气不下，脉中之血，凝而留止"。第1例偏重于阳气虚衰，故重用人参、黄芪，佐以茯苓、白术、山药以加强补气之力，立统血行血之帅权。第2例虽有气虚，但不甚，主要偏于瘀实并兼有郁而化热的症候，故只用太子参一味以补气，并用丹皮、银花藤以清络热，祛瘀药用赤芍、桃仁、红花、丹参，此乃效法于清代名医王清任的《医林改错》。赤芍活血祛瘀并能疏肝以利气机之舒畅；桃仁破血并能滑肠以利腑气之通调；红花祛瘀力专，轻散而活络；丹参清凉活络，通心利脉。四味合用，相得益彰，共奏祛瘀利脉之功。用牛膝一味引药下行，使药力直达病所。上述2例还分别选用蟅虫和水蛭，是取其善走窜经脉而更好地发挥活血通脉的作用。其中水蛭破血之力较蟅虫强，故用在偏于瘀实的第2例，第1例只用蟅虫。第1例兼有阳虚，故用杜仲、川续断以温肾助阳，协助参、芪以解寒凝血脉之弊；第2例瘀实郁结，故用豨莶草、宽筋藤以舒筋通络，并用威灵仙以助之，增强其效力。

本病用外洗药熏洗相当重要。因外洗药能直接作用病所，而且脉中之血得温熏热洗必加强运行，有利于瘀阻的化解。外洗药中加入生姜、生葱、酒、醋有辛散酸收、走窜渗透的作用。这作用能加强药力的发挥，有利于机体组织对药物的吸收。第一例阳虚较甚，故另拟外洗方，用大队温经化寒、解凝止痛、祛风行血和活血通脉之品，使局部经脉疏通舒畅。此方是我多年临床中用之有效的经验方，对肢节疼痛的风寒湿痹患者屡效，近借以治疗本病亦获良效。为什么不加入内服药中？我认为此方温行力大，但兼有燥性，内服对本虚之证容易耗阴伤血，且用方太杂，不成理法。热洗从肌表直接作用病处，既可直到病所排解风寒湿邪，又可内外配合，相得益彰。

深部真菌病

隋某，女，2岁。

初诊：1974 年 12 月 1 日。

病史：发热腹痛 3 周，排黏液大便 10 天。患儿 3 周前开始低热，流涕，5 天后高热，腹痛，即到某西医院留医治疗，曾用四环素、红霉素、卡那霉素、庆大霉素等，治疗期间相继出现呕吐，大便带黏液，口腔黏膜有白色分泌物，外阴部有白膜样物被覆等症状。后因大便培养发现念珠菌，喉液涂片真菌（+），而做二重感染治疗，停用上述抗生素而改用制霉素，未见明显好转，遂于 1974 年 11 月 18 日转我院留医，当时除上述症状外，并见高热（T 39.9℃），精神疲惫，面色潮红，唇干裂，渗血，咽稍红，时有腹痛，但不剧烈，全腹未见明显压痛及反跳痛，大便每日 2～3 次，带有黏液，心、肺、肝、脾未见明显病理体征，舌质稍红，苔少，脉濡数。血常规：白细胞 $22.1 \times 10^9/L$，分类：中性粒细胞 0.74，杆状细胞 0.04，淋巴细胞 0.19，单核细胞 0.03。诊断为黏膜及内脏型念珠菌病。辨证：为湿温证（邪在气分）。初用中药及西药制霉菌素，第 8 天后改用克霉唑、苯甲异噁唑霉素、氨基苄青霉素、磺胺甲基异噁唑及其他对症治疗。经上述治疗体温曾一度降至 37.5℃，大便日 1～2 次，外阴还有少许白膜样被覆，大便常规仍发现念珠菌（12 月 2 号查）。随即体温有逐渐升高达 38.8℃，并见咳嗽，口不渴，大便日 9 次，质同前。

诊查：舌质红，苔黄黑，脉数。双肺呼吸音粗，右肺可闻湿啰音。

颈部及上胸有斑丘疹。X线胸片为右上肺炎（院外会诊：肺部炎性灶考虑为霉菌真致，但不排除细菌感染）。血常规：白细胞 16.55×10^9/L，中性粒细胞 0.80，淋巴细胞 0.11，杆状细胞 0.01，单核细胞 0.04。

辨证：温热之邪壅郁三焦。

治法：清上下焦湿热。

处方：白头翁 15g，秦皮 12g，川黄连 3g，桃仁 6g，薏苡仁 15g，冬瓜仁 10g，鱼腥草 15g，苇茎 15g，甘草 4.5g，小叶凤尾草 15g。

西药仍用克霉唑，抗生素则用庆大霉素、红霉素。

二诊：1974 年 12 月 8 日。用上药治疗 8 天后（12 月 8 日），除大便次数减为日二三次，小便频急有所改善和体温稍下降（在 38.3～39℃ 之间）外，咳嗽等其他症状无改善，颈及胸部皮疹稍增，皮肤粗糙，苔转薄黄，病有好转之机，但上焦湿热仍明显，且有伤津现象，中药改拟苇茎汤合泻白散加减专理上焦。

处方：竹叶 6g，钩藤 10g，蝉蜕 3g，桑白皮 10g，地骨皮 10g，苇茎 10g，桃仁 6g，冬瓜仁 10g，薏苡仁 10g，甘草 1.5g，西洋参 4.5g（另炖冲服）。

西药单用克霉唑，停用抗生素。

用上药的第 3 天（12 月 11 日）体温下降至 37.4℃。咳嗽明显减轻，精神、胃纳稍好，之后体温一直稳定于 36.5～37.5℃ 之间，其他症状逐步减轻，第 5 天（13 日）肺部啰音消失，仍用上方加减出入。其后大便逐步转正常，外阴部白膜消失，体温正常。12 月 23 日胸透示肺部炎性灶消失（1 月 6 日停用克霉唑），后期根据病情，曾分别予四君子汤合苇茎汤加减及桑螵蛸散加减。1975 年 2 月 5 日诸症消失，各种检查均在正常范围而痊愈出院。

〔按语〕 本例为深部霉菌真，霉菌真犯黏膜及消化系、泌尿系、呼吸系等多个系统。中医辨证属湿温证，邪气充斥上、中、下三焦，病虽错综复杂，由于采取中西医结合，共同努力，终得治愈。本例中医治疗经过反复辨证，最后用清热利湿之剂，并根据湿热在上、中、下三焦的不同，而选择不同方。如初以上、下二焦为主，则用苇茎汤合白头翁汤；后邪偏重于上焦，且有湿热化燥伤及肺阴之征象，故用苇茎汤合泻白散。于是病情得以逐步改善。邪退以后，由于大病伤正，故较长一段时间予以健脾及补肾之品收功。

此外，观本例病情演变及中西用药经过，可看到除西药的治疗作用外，中医的疗效是肯定的。1977 年夏天于某医院会诊一深部霉菌病（侵犯脑组织），经予苇茎汤加味，通过中西医结合治疗，亦获痊愈。故我认为千金苇茎汤对深部真菌病似有一定疗效。

白细胞及血小板减少症

李某，男性，45 岁。

病史：因患白细胞及血小板减少症，反复出现皮下瘀斑。此次住院治疗多日未见好转，遂转找中医求治。自觉精神疲倦乏力，头晕目眩，气短声低，食欲尚可。

诊查：面色黯滞，四肢皮下有出血斑数块，舌嫩稍胖，脉虚，白细胞 $2.6 \times 10^9/L$，血小板 $42 \times 10^9/L$。

辨证：为血证，属脾阳不升，后天失调，气血亏虚，血失统摄。

治法：升发脾阳，运化气血，兼以固摄血脉。

处方：黄芪 15g，党参 15g，白术 12g，柴胡 9g，黄精 12g，升麻 5g，仙鹤草 30g，陈皮 3g，炙甘草 5g，首乌 12g。

服上方 1 个月后，白细胞数逐步上升，血小板则无增减。3 个月后，白细胞 $5.5 \times 10^9/L \sim 7.2 \times 10^9/L$，血小板 $100 \times 10^9/L$。

〔按语〕 本案患者因工作繁忙，加上起居饮食失于调节，致使阴血暗耗，后天失养，正气衰败，从而出现白细胞及血小板减少的虚损证。本例虚损标在气血，本在脾土，故救治脾土则是治疗成败之关键，李东垣认为脾胃是人身升降的枢纽。脾主升，把水谷精微之气，上输心肺，流布全身。胃主降，使糟粕秽浊从下而出。一升一降，使人体气机生生不息，而升清降浊中，主要方面又在于升清，升发脾阳是气机升降运化的动力。正是根据这一指导思想，在治疗上述患者过程中，坚持选用李氏的补中益气汤加减化裁而成。方中以黄芪、党参、甘草等甘温之品以补中气，白术甘燥以健脾，以黄精、首乌温润补血，使气有血母，血有气帅，陈皮行气反佐参、芪，使补而不滞，加入升麻与柴胡有画龙点睛之意，突出了升发脾阳的作用，李氏的原方有当归一味，根据本人不成熟的经验，当归对于血小板减少者不宜，故用黄精、首乌代之，再加仙鹤草以止血，此三味主要为血小板减少而设。由于遣方用药在理在法，切中病情，使病者脾阳得升，运化有权，气血化生有源，故能转愈。

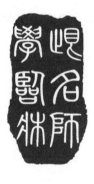

处 方 拾 穗

中医治病，从单味药到复方，是一个飞跃的发展，与西医之从一味药中寻找其有效成分的发展之途刚好相反。相传"伊尹"作汤液，商汤的厨师伊尹是"方剂"的创始人，故中医有医食同源之说。桂枝汤、甘麦大枣汤的"汤"字足以证明医家从厨师引进技术的痕迹。几味药物互相配合，产生不同的效果，因而促进了中医药学的发展。汉代张仲景以"医经"的理论，整理"经方"的经验，开中医辨证论治的先河，其所著《伤寒论》有113方，所用之药味只有90多种。只有90多种药的《伤寒论》却被后人推崇为"足以领百病"之巨著，所谓"足以领百病"，即运用《伤寒论》方可以治百病，事实的确如此。方剂之妙用，被仲景推上一个新台阶。试以桂枝汤为例，看看方剂的运用：桂枝汤由桂枝、白芍、炙甘草、生姜、大枣组成，用以治疗外感发热、恶风、头痛、脉浮缓之证；若将白芍加倍，加入大黄，则变成桂枝加大黄汤，治疗误下后症见腹满而大实痛之证；若将桂枝加大黄汤，除去大黄，加入饴糖，又变成补中益气的小建中汤。《伤寒论》中由桂枝汤加减衍变者共有19方。中药配对组方，千变万化，这就是中医的特色。金元时代学术争鸣，在理论上有所突破，名医创立新方成为时尚，方剂的发展又形成高潮，不少名方至今仍为我们所采用。时至今日，中医药学已临近飞跃发展的前期，我们这一代应为方剂学方面的继续发展做一点工作，因此不避浅陋，将数十年来之常用自拟方剂拾录如下，供读者参考。以下诸方，除注明来源者，均为本人自拟方。

治胃、十二指肠溃疡方

〔组成〕 党参18g，白术12g，茯苓15g，柴胡9g，佛手片5g，乌贼骨（或煅瓦楞子）15g，甘草5g。

〔功效〕 健脾益气，舒肝和胃。

〔主治〕 胃、十二指肠溃疡，慢性胃炎，胃肠神经官能症。

〔加减法〕 嗳气反酸者加砂仁、延胡索或合用乌贝散（乌贼骨85%，浙贝母15%研为极细末），每服2~3g。肝气郁结者加白芍、枳壳、郁金，或左金丸。肝郁化火或胃热过盛者合用三黄泻心汤。脾胃虚寒者加黄芪、桂枝、法半夏或附桂理中汤。兼吐血便血者加侧柏叶、白及、阿胶、三七末（炒）。胃阴亏虚者加麦冬、石斛、玉竹等。

另一法：临睡前麦芽糖一汤匙，吞服。

治萎缩性胃炎方

〔组成〕 太子参30g，茯苓12g，山药12g，石斛12g，小环钗12g，麦芽30g，丹参12g，鳖甲30g（先煎），甘草5g，三七末3g（冲服）。

〔功效〕 健脾养胃，益阴活络。

〔主治〕 萎缩性胃炎，慢性浅表性胃炎。

〔加减法〕 脾胃气虚较甚者加黄芪或参须（另炖）；湿浊偏重者加扁豆、鸡蛋花、薏苡仁等；肝郁者加素馨花、合欢皮、郁金等。

治胆汁反流性胃炎方

〔组成〕 吴茱萸 1～3g，川黄连 3～5g，太子参 30g，白术 15g，茯苓 15g，甘草 5g，威灵仙 15g，桔梗 10g，枳壳 5g。

〔功效〕 健脾疏肝，降逆止呕。

〔主治〕 胆汁反流性胃炎，反流性食管炎，胃溃疡，胃窦炎。

治食管贲门失弛缓症方

〔组成〕 太子参 30g，白术 15g，茯苓 15g，甘草 5g，白芍 15g，台乌 12g，威灵仙 15g。

〔功效〕 健脾益气，缓急进食。

〔主治〕 食管贲门失弛缓症。

治慢性结肠炎方

〔组成〕　木香（后下）5g，川黄连 5g，柴胡 10g，白芍 15g，枳壳 6g，甘草 5g，太子参 30g，白术 15g，茯苓 15g。

〔功效〕　健脾舒肝，行气止痛。

〔主治〕　慢性结肠炎。

〔加减法〕　腹痛明显者加砂仁、延胡索、救必应；泄泻较甚者加番石榴叶 15～30g；纳差者加麦芽、鸡内金、布渣叶；久泻不止者加赤石脂 30g，补骨脂 10g。

治 泄 泻 方

〔组成〕　新鲜番石榴叶 30 片（干品 15～30g）。

〔功效〕　消炎止泻。

〔主治〕　肠炎泄泻，细菌性痢疾。

治肠套叠方

〔组成〕　旋覆花 5g，代赭石 15g（先煎），党参 9g，炙甘草 5g，生姜 2 片，大枣 3 枚，法半夏 9g。

〔用法〕　上药慢煎，服后半小时，继用下法。

另外，用蜂蜜 100ml，加开水 200ml，待温度为 37℃ 时，灌肠，与此同时，用梅花针叩击腹部肿块。

〔功效〕　降逆理肠，调畅气机。

〔主治〕　小儿肠套叠。

治急性阑尾炎方

〔组成〕　生大黄 15g（后下），蒲公英 15g，冬瓜仁 30g，桃仁 12g，丹皮 9g，皂角刺 12g，芒硝 6g（冲服）。

〔功效〕　清热泻下。

〔主治〕　急性阑尾炎，阑尾脓肿（药物组成中去芒硝）。

针灸疗法：针刺阑尾穴（双侧），用泻法深刺之，运针一二十分钟，接电针机半小时，再留针 1h。每天 1 次，连刺 3 天。

外敷法：三黄散外敷。用蜂蜜适量加水调匀，敷患处，药干即换。

治慢性阑尾炎方

〔组成〕　生大黄9g，丹皮9g，冬瓜仁30g，桃仁9g，芒硝6g。

〔功效〕　清热泻下。

〔主治〕　慢性阑尾炎。

〔加减法〕　痛甚加蒲公英或三七末；热甚加紫花地丁、金银花、连翘；出现包块（阑尾脓肿）加皂角刺；虚人于后期酌加党参或花旗参以扶正。

注：此方即大黄牡丹皮汤，可每月服三四剂，持续3个月。

治慢性肝炎方

〔组成〕　党参或太子参15～30g，茯苓15g，白术12g，甘草5g，川草薢10g，珍珠草30g。

〔功效〕　健脾化湿浊，扶土抑肝木。

〔主治〕　慢性肝炎。

〔加减法〕　湿重者加法半夏10g、砂仁3g、薏苡仁15g。肝郁者加素馨花10g、郁金10g。肝阴不足而见眩晕、失眠、梦多者加桑寄生30g、桑椹子15g、旱莲草12g、女贞子12g。肾阴虚而见腰膝酸痛、舌嫩红苔少、脉细数者加首乌30g、山萸肉12g、熟地20g、山药易白术、太子参易党参。黄疸者加田基黄 30g、溪黄草 30g，或金钱草 25g、土茵陈 25g。血瘀者加丹参 15g、茜草根 12g、桃仁 10g、䗪虫 6g。

治早期肝硬化方

〔组成〕　太子参 30g，白术 15g，楮实子 12g，川草薢 10g，茯苓 15g，菟丝子 12g，䗪虫 10g，甘草 6g，丹参 18g，鳖甲（醋炙）30g。

〔功效〕　健脾护肝，化癥软坚。

〔主治〕　早期肝硬化。

〔加减法〕　酒精中毒性肝硬化，加葛花 12g；肝炎后肝硬化，加珍珠草 30g；门脉性肝硬化，若硬化较甚，加炒穿山甲 10g；牙龈出血者，加紫珠草 30g；阴虚者去川草薢，加山药 15g，石斛 12g；黄疸者加田基黄 30g。

治 腹 水 方

〔组成〕　甘草、甘遂等量。

〔用法〕　用等量之甘草煎浓汁浸泡已打碎之甘遂，共泡 3 天 3 夜，去甘草汁，将甘遂晒干为细末，每服 1～2g，用肠溶胶囊装吞，于清晨用米粥送服。

〔功效〕　攻逐泻水。

〔主治〕 肝硬化腹水。

注：此方为民间验方，攻逐力强，不宜重用多用，仍须与辨证论治相结合。

治低白蛋白症方

〔组成〕 山药 30g，薏苡仁 15g，鳖或龟约斤许。

〔用法〕 煲汤或炖服。每周 1～2 次。

〔功效〕 健脾填精。

〔主治〕 低白蛋白症或 A／G 比值倒置者。

治肝吸虫方

〔组成〕 ①党参（或太子参）12g，茯苓 12g，白术 10g，扁豆 12g，山药 15g，郁金 10g，枣子槟榔 25g（切），使君子 10g，甘草 5g。

②郁金 10g，苦楝根白皮 15g，榧子肉 25g，枣子槟榔 25g（切）。

〔用法〕 先服①方，每日 1 剂，复煎当日服，连服 3～4 天；后服②方，服法同上，连服 5～7 天为 1 疗程。若体质壮实者，则先服②方，后服①方，剂次不变。感染轻者，一般服 1～2 疗程可愈；感染重者，一般服 3 疗程可愈，最多可服至 4 疗程。

〔功效〕 健脾驱虫疏肝。

〔主治〕 肝吸虫病。

治胆道蛔虫症方（胆蛔汤）

〔组成〕 炒榧子肉15g，使君子（打）12g，枣子槟榔（切）12g，乌梅10g，苦楝根白皮15g。

〔功效〕 驱虫，安蛔，止痛。

〔主治〕 胆道蛔虫，肠道蛔虫，亦可治蛔虫性肠梗阻。

〔加减法〕 腹痛甚者加木香、枳壳、砂仁；热象明显者加黄连、黄柏；大便秘结者加枳实、玄明粉、大黄；脾虚者加四君子汤或参苓白术散；蛔虫性肠梗阻亦可配合针刺四缝穴，或加服生油50ml，口服或胃管给药。

治胆囊炎与胆石症方

〔组成〕 柴胡10g，太子参15g，金钱草30g，郁金12g，白芍15g，蒲黄6g，五灵脂6g，甘草3g。

〔功效〕 舒肝利胆排石，健脾活血。

〔主治〕 胆囊炎，胆石症。

〔加减法〕 热盛者去太子参加黄芩、栀子；湿盛者去太子参加茵陈、木通；大便秘结者去太子参加玄明粉、枳壳或大黄；脾虚较甚者加茯苓、白术。

治阿米巴痢疾方

〔组成〕 鸦胆子肉 20 粒。

〔用法〕 以滑石粉为衣，空腹吞服。

〔功效〕 清热解毒，杀虫止痢。

〔主治〕 阿米巴痢疾。

注：此方出于张锡纯。

治高血压方

1. 石决牡蛎汤

〔组成〕 石决明 30g（先煎），生牡蛎 30g（先煎），白芍 15g，牛膝 15g，钩藤 12g（后下），莲子心 3g，莲须 10g。

〔功效〕 平肝潜阳。

〔主治〕 肝阳上亢之高血压病。

〔加减法〕 苔黄、脉数有力者加黄芩；兼阳明实热便秘者加大黄；苔厚腻者去莲须加茯苓、泽泻；头痛甚者加菊花或龙胆草；头晕甚者加天麻；失眠加夜交藤或酸枣仁。

2. **莲椹汤**

〔组成〕 莲须 10g，桑椹子 12g，女贞子 12g，旱莲草 12g，山药 30g，龟板 30g（先煎），牛膝 15g。

〔功效〕 滋肾养肝。

〔主治〕 肝肾阴虚之高血压病。

〔加减法〕 气虚者加太子参；舌光无苔加麦冬、生地；失眠者加酸枣仁、柏子仁；血虚者加首乌、黄精。

3. **肝肾双补汤**

〔组成〕 桑寄生 30g，首乌 30g，川芎 10g，淫羊藿 10g，玉米须 30g，杜仲 10g，磁石 30g（先煎），生龙骨 30g（先煎）。

〔功效〕 双补肝肾，兼予潜阳。

〔主治〕 阴阳两虚之高血压病。

〔加减法〕 气虚者加黄芪 30g；肾阳虚为主者，可用附桂十味汤（肉桂、熟附子、黄精、桑椹子、丹皮、茯苓、泽泻、莲须、玉米须、牛膝）；肾阳虚甚兼浮肿者，用真武汤加杜仲、黄芪。

4. **赭决九味汤**

〔组成〕 黄芪 30g，党参 15g，陈皮 3g，法半夏 10g，茯苓 15g，代赭石 30g（先煎），草决明 30g，白术 15g，甘草 3g。

〔功效〕 益气祛痰。

〔主治〕 气虚痰浊之高血压病。

〔加减法〕 兼肝肾阴虚者，加首乌、桑椹子、女贞子；兼肾阳虚者加肉桂心、仙茅、淫羊藿；兼血瘀者加川芎、丹参、三七末等。

治冠心病方

〔组成〕　党参（或太子参）18g，竹茹10g，法半夏10g，茯苓15g，橘红10g，枳壳6g，甘草5g，丹参18g。

〔功效〕　益气祛痰以通心阳。

〔主治〕　冠心病。

〔加减法〕　气阴两虚者合生脉散；血瘀胸痛甚者加三七末、豨莶草或失笑散；气虚甚者合用四君子汤或重用黄芪；血压高加草决明、代赭石、钩藤、牛膝；血脂高加山楂、布渣叶、草决明、首乌。

治风湿性心脏病方

〔组成〕　太子参30g，白术15g，茯苓15g，甘草5g，桃仁10g，红花5g，五爪龙30g，鸡血藤24g，桑寄生30g。

〔功效〕　益气活血。

〔主治〕　风湿性心脏病。

治慢性心衰方

〔组成〕 花旗参 10g（另炖），麦冬 10g，炙甘草 6g，大枣 4 枚，太子参 30g。

〔功效〕 益气生脉。

〔主治〕 慢性心功能衰竭。

〔加减法〕 心阳虚者用暖心方（红参、熟附子、薏苡仁、橘红等），心阴虚者用养心方（生晒参、麦冬、法半夏、茯苓、三七等）。除二方外，阳虚亦可用四君子汤合桂枝甘草汤或参附汤，加五爪龙、北黄芪、酸枣仁、柏子仁等；阴虚用生脉散加沙参、玉竹、女贞子、旱莲草、桑椹子等。血瘀加用桃红饮（桃仁、红花、当归尾、川芎、威灵仙）或失笑散；水肿甚者加用五苓散、五皮饮；兼外感咳嗽者加豨莶草、北杏仁、紫菀、百部；喘咳痰多者加苏子、白芥子、胆星、浮海石；湿重苔厚者加薏苡仁、扁豆衣；喘咳欲脱之危症则用高丽参合真武汤浓煎频服，配合静脉注射丽参针、参附针，或参麦针以补气固脱。

注：此方出于黄省三加以化裁。

治偏瘫截瘫方

〔组成〕 黄芪 120～240g，赤芍 15g，归尾 10g，川芎 10g，桃仁

10g，红花 5g，地龙 10g，丹参 24g，水蛭 10g。

〔功效〕　益气活血。

〔主治〕　中风后遗症，外伤性截瘫。

注：此方为补阳还五汤加味。

治 咳 嗽 方

〔组成〕　百部 10g，紫菀 10g，橘络 10g，浮海石 10g，冬瓜仁 10g，北杏仁 10g，五爪龙 20g，苏子 10g，莱菔子 10g，甘草 5g。

〔功效〕　降气化痰，宣肺止咳。

〔主治〕　咳嗽。

〔加减法〕　外感咳嗽加豨莶草 15g、桑叶 10g、薄荷 6g（后下）。食滞咳嗽加布渣叶 15g、芒果核 10g。脾虚咳嗽合四君子汤培土生金。暑热咳嗽加莲叶 10g、扁豆花 10g、西瓜皮 15g。秋燥咳嗽加雪梨皮 15g、沙参 15g。过食生冷之咳嗽加藿香 10g、生姜 3 片、苏叶 6g。痰热咳嗽加黄芩 12g、瓜蒌 15g、天竺黄 10g。

治肺气肿方

〔组成〕　五爪龙 30g，太子参 30g，白术 15g，茯苓 15g，甘草 5g，苏子 10g，莱菔子 10g，白芥子 10g，鹅管石 30g。

〔功效〕　培土生金，降气除痰。

〔主治〕　肺气肿，哮喘之缓解期，慢性支气管炎。

〔加减法〕　咳嗽甚者加百部 10g、紫菀 10g、橘络 10g。喘甚者加麻黄 6g、地龙 10g。兼食滞者加芒果核 10g，布渣叶 15g。

治支气管扩张症方

〔组成〕　百合 30g，百部 15g，海蛤壳 30g，白及 30g。

〔功效〕　固肺敛肺，止咳止血。

〔主治〕　支气管扩张症，肺结核，百日咳，久咳，咳唾痰血。

注：上海验方。

治肺结核方

〔组成〕　党参 15g，黄芪 15g，山药 15g，知母 15g，玄参 15g，生龙骨 15g，生牡蛎 15g，丹参 9g，三棱 10g，莪术 10g。

〔功效〕　补气养阴，活血化瘀。

〔主治〕　肺结核。

治神经官能症方

〔组成〕　甘草 10g，大枣 5 枚，面粉一汤匙（冲熟服）。

〔功效〕　养心安神，甘缓和中。

〔主治〕　神经官能症，失眠。

注：此方即甘麦大枣汤，小麦改为麦面粉效果更好。

治头痛方

〔组成〕　防风 9g，羌活 9g，黄芩 9g，甘草 6g，白芍 12g，白蒺藜 12g，菊花 9g。

〔功效〕　祛风，清热，止痛。

〔主治〕　头痛，偏头痛，眉棱骨痛，三叉神经痛。

〔加减法〕　阴虚明显者生地易黄芩，或以磁朱丸与六味地黄丸以治之。日服磁朱丸以镇摄其亢阳，晚服六味地黄丸以滋其肾阴。血瘀者加茺蔚子 10g，牛膝 15g，豨莶草 15g，或用血府逐瘀汤。

注：磁朱丸本眼科用药，又名神曲丸，出自《备急千金要方》，用 120g 神曲以配 60g 之磁石及 30g 之朱砂，磁石滋肾潜阳，重镇安神，朱砂清心安神，妙在用 120g 神曲以健运脾气，使石药不致有碍胃气，又能升清降浊。

治癫痫方

〔组成〕 荆芥 8g，全蝎 10g，僵蚕 10g，浙贝母 10g，橘络 10g，白芍 15g，甘草 6g，茯苓 15g，白术 12g，丹参 15g，黄芪 15g，蜈蚣 2 条。

〔用法〕 共研极细末，每次 3g，每日 2 次，温开水送服。小儿减半量。

〔功效〕 益气祛痰，镇痫安神。

〔主治〕 癫痫。

附：治癫痫民间验方

〔组成〕 未开眼黑狗仔全只。

〔用法〕 放瓦筒包黄泥糊，炭火烤至小黑狗干炭，研细末，放瓶中打地气，分几次用黄精酒送服，一般壮者不服此方。

另方：黄豆 2500g，地龙干 30g，白胡椒 30g，水 5000g，慢火煲至干水，每天 3 次，食黄豆一握。

〔功效〕 镇痫安神。

〔主治〕 癫痫。

治甲亢方

〔组成〕　太子参30g，麦冬10g，五味子6g，浙贝母10g，玄参15g，生牡蛎30g，山慈菇10g，甘草5g。

〔功效〕　益气养阴，化痰散结。

〔主治〕　弥漫性甲状腺肿伴甲亢。

〔加减法〕　肝郁者加柴胡、枳壳、白芍；心悸失眠者加夜交藤、熟枣仁、柏子仁；烦躁惊惕者加麦芽、大枣；汗多加浮小麦、糯稻根；手颤者加钩藤、首乌、白芍、鸡血藤；突眼加木贼、白蒺藜；气虚者加黄芪、白术、茯苓、五爪龙；肾虚加旱莲草、女贞子、菟丝子、楮实子；血瘀者加丹参、丹皮。

治皮肌炎方

〔组成〕　青蒿10g，鳖甲30g（先煎），地骨皮30g，知母10g，丹皮10g，红条紫草10g。

〔功效〕　滋阴清热。

〔主治〕　皮肌炎，红斑性狼疮。

治硬皮病方

〔组成〕 熟地 24g，山药 30g，茯苓 15g，山萸肉 12g，泽泻 10g，丹皮 10g，阿胶 10g（烊化），百合 30g，太子参 30g。

〔功效〕 补肾健脾养肺，活血散结以治皮。

〔主治〕 硬皮病。

〔加减法〕 心血不足者加熟枣仁、鸡血藤；胃阴虚者加石斛、金钗；痰湿壅肺者加橘络、百部、紫菀、五爪龙；兼血瘀者加丹参、牛膝；肾虚甚者加鹿角胶、鳖甲等；气虚者加黄芪；舌淡者加少许桂枝。

治糖尿病方

〔组成〕 山药 90g，泽泻 10g，茯苓 15g，山萸肉 12g，生地 12g，熟地 12g，丹皮 10g，玉米须 30g，仙鹤草 30g，黄芪 30g。

〔功效〕 益气养阴，降糖止渴。

〔主治〕 糖尿病。

治地中海贫血方

〔组成〕　一方：吉林参 6g，鹿茸片 3g，炖服。

二方：党参 18g，白术 12g，茯苓 15g，炙甘草 6g，归头 12g，熟地 24g，川芎 10g，花生衣 10g，白芍 12g，淫羊藿 6g，补骨脂 10g，枸杞子 10g。

〔功效〕　大补气血。

〔主治〕　地中海贫血（再生障碍性贫血亦可用）。

治血小板减少症方

〔组成〕　黄芪 15g，党参 15g，白术 12g，柴胡 9g，升麻 5g，陈皮 3g，炙甘草 5g，黄精 12g，仙鹤草 30g，首乌 15g。

〔功效〕　益气养血。

〔主治〕　血小板减少症。

治重症肌无力方

〔组成〕　黄芪 60g，党参 18g，白术 15g，甘草 3g，归头 10g，陈皮 3g，柴胡 10g，升麻 10g，五爪龙 30g，首乌 20g，枸杞子 10g。

〔功效〕　补脾益损。

〔主治〕　重症肌无力。

〔加减法〕　肾阳虚加巴戟天、肉苁蓉、淫羊藿；肾阴虚者加山萸肉、旱莲草，或加服六味地黄丸；心血不足者加熟枣仁、夜交藤；胃阴虚者党参易太子参，加石斛、金钗；兼湿者加薏苡仁、茯苓；兼痰者加浙贝母、橘络；有外感者用轻剂之补中益气汤原方，酌加豨莶草、千层纸、桑叶等。

治 血 尿 方

〔组成〕　三叶人字草 30g。

〔功效〕　止血尿。

〔主治〕　血尿。

〔加减法〕　泌尿系结石者加海金沙 5g，金钱草 30g，砂牛末 3g（冲）；慢性肾盂肾炎者合自拟珍凤汤（珍珠草、小叶凤尾草、太子参各 15g，茯苓 12g，白术、百部各 9g，桑寄生 30g，小甘草 5g）；慢性肾炎者加淡豆豉 30g，三七末 3g（冲）。

治 血 崩 方

〔组成〕　血余炭末 3～9g（冲服）。

〔功效〕　收敛止血。

〔主治〕　妇女崩漏。

〔加减法〕　月经过多或月经时间过长可合用胶艾四物汤（阿胶、艾叶、当归头、熟地、川芎、白芍）。

另一法：直接灸隐白、大敦穴，1～3壮。

治上消化道出血方

〔组成〕　阿胶 10g（烊化），三七末（炒黄）3～5g（冲服）。

〔用法〕　三七末炒至深黄色，放置冰箱 24h 即可用。

〔功效〕　养血止血。

〔主治〕　消化道出血。

治吐血咯血方

〔组成〕　用 5 岁以下之健康男孩之中段尿，送服止血散（血余炭、煅花蕊石、白及末、炒三七末，等份共为极细末）1~3g。

〔功效〕　引火归原，血归其位。

〔主治〕　肺病大咯血或胃病大吐血。

〔加减法〕　血得止辨证用药以治其本。

另一法：用梅花针叩击人迎穴，以人迎穴为中心，叩击圆周直径 1 寸至寸半（同身寸许），从中心开始圆周扩大。左右各叩击 1~3min，每天 1~3 次。

治腰腿痛方

〔组成〕　当归 15g，丹参 15g，乳香 5g，没药 5g，生地 25g，赤芍 15g，白芍 15g，甘草 5g。

〔功效〕　活血化瘀，通络止痛。

〔主治〕　腰腿痛，坐骨神经痛。

治风湿性关节炎方

〔组成〕 豨莶草 15g，老桑枝 30g，宣木瓜 12g，晚蚕砂 10g，威灵仙 15g，赤芍 15g，甘草 5g，宽筋藤 24g，络石藤 24g，银花藤 24g。

〔功效〕 祛风清热，通络止痛。

〔主治〕 热痹，风湿性关节炎。

肢节疼痛外洗方

〔组成〕 海桐皮 12g，细辛 3g，祈艾 12g，荆芥 9g，吴茱萸 15g，红花 9g，桂枝 9g，川续断 9g，归尾 6g，羌活 9g，防风 9g，生川乌 12g，生姜 12g，生葱连须 5 条。

〔用法〕 煎水加米酒 30g，米醋 30g，热洗患处，每日 2 次。

〔功效〕 祛风活血，通络止痛。

〔主治〕 肢节疼痛，风寒湿痹，瘀痹。

注：此方为家传方。

治 脱 发 方

〔组成〕　首乌30g，黑豆30g，大枣4枚，甘草5g，黄精15g，熟地24g，桑椹子12g，五爪龙30g，鸡血藤24g。

〔功效〕　养血生发。

〔主治〕　斑秃，脱发，白发。

外治法：①每天晨起用白兰地酒擦全头发脚，脱发处多擦；②脱发处配合运用毫针平压挑刺患部。其针法是：先用1寸毫针向后斜刺百会穴，并留针至结束；继而选用1寸毫针3~5枚，并排摄在拇、食指间，然后平压在患部皮肤上，再一齐平提起，此时患部的皮肤则被轻轻挑起，如此往返操作，把整个患部的皮肤平压挑刺一遍，每天或隔天1次。

治漫性咽喉炎方

〔组成〕　五爪龙30g，玄参15g，千层纸6g，桔梗10g，乌梅6g，甘草6g。

〔功效〕　益气养阴，利咽止痛。

〔主治〕　慢性咽喉炎。

注：如无五爪龙，可用太子参15g代。

治过敏性鼻炎方

〔组成〕　五爪龙 30g，木贼 12g，菊花 10g，玄参 15g，白芍 15g，白蒺藜 12g，桔梗 10g，甘草 6g，辛夷花 10g，太子参 15g，大枣 4 枚。

〔功效〕　益气固表，疏风通窍。

〔主治〕　过敏性鼻炎。

注：如无五爪龙，可用黄芪 15g 代。

治 牙 痛 方

〔组成〕　旱莲草 15g，侧柏叶 15g，细辛 6g，海桐皮 30g。

〔功效〕　滋阴降火，消肿止痛。

〔主治〕　牙龈肿痛，牙痛，牙周炎。

治泌尿系感染方

〔组成〕　珍珠草（鲜用）30g，小叶凤尾草（鲜）30g。

〔功效〕　清热利尿。

〔主治〕　急性泌尿系感染。

治慢性肾盂肾炎方（珍凤汤）

〔组成〕　太子参15g，白术12g，茯苓12g，甘草5g，百部9g，桑寄生18g，珍珠草15g，小叶凤尾草15g。

〔功效〕　健脾利湿，扶正祛邪。

〔主治〕　慢性肾盂肾炎。

治泌尿系结石方

〔组成〕　金钱草30g，生地15g，广木香5g，鸡内金10g，海金沙3g（冲服，或琥珀末或砂牛末与海金沙交替使用），甘草3g，木通9g。

〔功效〕　利水通淋，化石排石。

〔主治〕　泌尿系结石。

〔加减法〕　小便涩痛者加小叶凤尾草24g，珍珠草24g。血尿者加白茅根30g，淡豆豉10g，三叶人字草30g。气虚明显者加黄芪30g。肾阳虚者加附桂或附桂八味丸加金钱草、琥珀末之类治之。肾绞痛或腹痛甚者可当即用拨火罐疗法。此法不仅能止痛，而且能使结石下移，以利排出。

拔火罐疗法：痛在上腹或腰背者罐口放在腰背部痛点处（罐口余部偏于下方），痛在下腹部者，罐放腹部痛点处。

治尿毒症方

　　〔组成〕　熟附子10g，肉桂心2g（焗服，或桂枝10g），白芍15g，茯苓15g，白术15g，生姜10g，猪苓30g，茯苓皮30g，益母草30g。

　　〔功效〕　温阳利水。

　　〔主治〕　尿毒症。

　　注：宜与灌肠方同用。

灌　肠　方

　　〔组成〕　大黄30g，槐花30g，崩大碗30g，苏叶10g，益母草30g。

　　〔用法〕　煎至200ml，紫金锭3片，熔化，保留灌肠。

　　〔功效〕　清热解毒。

　　〔主治〕　尿毒症，昏迷，脓毒血症。

消尿蛋白方

〔组成〕　黄芪 30g，龟板 30g，山药 15g，薏苡仁 15g，玉米须 30g。

〔功效〕　健脾固肾，利湿化浊。

〔主治〕　蛋白尿。

治乳糜尿方

〔组成〕　太子参 15g，白术 15g，茯苓 15g，甘草 6g，川草薢 30g，百部 12g，台乌 15g，广木香 3g（后下），丹参 15g，珍珠草 15g，桑寄生 30g，石菖蒲 10g。

〔功效〕　健脾祛湿。

〔主治〕　乳糜尿。

治前列腺肥大方

〔组成〕　黄芪 30g，荔枝核 10g，橘核 10g，王不留行 12g，滑石 20g，木通 10g，茯苓 15g，炒穿山甲 15g，甘草 5g，两头尖 10g，玉米须 30g。

〔功效〕　益气行气，通利水道。

〔主治〕　前列腺肥大。

〔加减法〕　尿频、尿急、尿涩痛者加珍珠草 15g，小叶凤尾草 15g；血淋加白茅根 30g，三叶人字草 30g，淡豆豉 10g。

治睾丸炎方

〔组成〕　生大黄 10g，熟附子 10g，黄皮核 10g，荔枝核 10g，柑核 10g，芒果核 10g，橘核 10g，王不留行 15g。

〔功效〕　寒温并用，行气止痛。

〔主治〕　慢性睾丸炎，附睾炎，睾丸痛。

〔加减法〕　腰膝酸痛者加狗脊 30g。气虚者加五爪龙 30g，黄芪 30g。血瘀者加炒穿山甲 15g，丹皮 15g。热象明显者加生地 24g，玄参 15g，龙胆草 10g，车前子 20g。

治 闭 经 方

〔组成〕　晚蚕砂 10g，王不留行 15g，益母草 30g，牛膝 15g，海螵蛸 18g，茜草根 15g。

〔功效〕　行血通经。

〔主治〕　闭经，月经愆期未至，月经不调。

〔加减法〕　气虚脾虚者加四君子汤；血虚血瘀者合用桃红四物汤；肝气郁结者合用四逆散；气滞血瘀者合用血府逐瘀汤。

治子宫脱垂方

〔组成〕　黄芪 30g，党参 18g，白术 15g，柴胡 10g，升麻 10g，当归 10g，枳实 5g，首乌 30g，甘草 5g。

〔功效〕　补气固脱。

〔主治〕　子宫脱垂。

治子宫肌瘤方

〔组成〕 桂枝 12g，茯苓 12g，赤芍 12g，桃仁 10g，丹皮 12g，三棱 10g，莪术 10g，炒穿山甲 12g。

〔功效〕 活血化瘀，消坚散结。

〔主治〕 子宫肌瘤。

〔加减法〕 月经过多或经期延长可先服胶艾四物汤以止血。腹痛甚可加服失笑散或五灵止痛散。

附：宫肌瘤丸：桂枝、茯苓、赤芍、桃仁、丹皮、蒲黄、五灵脂，各等份为末，炼蜜为丸，每丸 6g，每晚服 3 丸。

治 皲 裂 方

〔组成〕 猪肤（鲜）60g，百合 30g，黄芪 15g，山药 15g。

〔功效〕 益气润肺，生肌养皮。

〔主治〕 手足皲裂。

治 肛 裂 方

〔组成〕 煅炉甘石研末 3 份，珍珠层粉 1 份，和匀，凡士林适量，搽。

〔功效〕 收敛生肌。

〔主治〕 肛裂。

治 外 痔 方

〔组成〕 榕树须 60～100g，苏木 20～30g。

〔功效〕 活血，软坚，消肿。

〔主治〕 外痔。

〔用法〕 煎水熏洗患处。

后　记

　　我们协助邓老整理这本辑要，内容包括杂病论治、诊余医话、医案一束、处方拾穗等四方面，以反映邓老的临床经验。四个方面的内容侧重各有不同，但都是邓老的经验，故不可避免地内容会有一些重复。如常用处方，多见于前三部分，医案的某些按语又可能与杂病论治有些重复。这正是说明其理论与实践是一致的。

　　邓老的临床经验仍在发展充实，现在所整理的只是辑其概要耳，故书名辑要。

　　书稿的整理得到古稀之年的谭军同志帮助电脑打稿，特致衷心的感谢。

邓中光　邱仕君

1997 年 10 月